Ullstein

– diese Therapie ist neu in Deutschland. Sie heilt Krankheiten und erhält die Gesundheit, indem sie dem Menschen die richtigen Nährstoffe in der richtigen Menge zuführt: das sind Vitamine, Mineralstoffe und Spurenelemente, essentielle Aminosäuren und Fettsäuren. Sie sind unverzichtbar zur Vorbeugung, weil sie das Immunsystem gegen Erreger stärken, sowohl Schadstoffe im Körper als auch Gifte aus der Umwelt unschädlich machen. Sie sind hochwirksam in der Behandlung, weil sie Mangelzustände als die wahren Ursachen vieler Erkrankungen beseitigen. Dieses Buch gibt dem Leser wertvolle Ratschläge, wie er selbst mit Hilfe dieser neuen Methode seine Gesundheit erhalten kann.
Orthomolekulare Medizin bietet ganz neue Chancen im Kampf gegen die großen Krankheiten unserer Zeit: gegen Rheumatismus und Durchblutungsstörungen, gegen Allergien, Stoffwechselstörungen und Streßschäden.

DER AUTOR:

Dr. med Karl J. Pflugbeil, Jahrgang 1938, ist Chefarzt und leitender Arzt am Schwarzwald-Sanatorium Obertal, einer Privatklinik für Innere Medizin und Naturheilverfahren, in Baiersbronn-Obertal.
Dr. med. Irmgard Niestroj ist Mitglied des Ärztekollegiums vom Schwarzwald-Sanatorium Obertal und Expertin für Orthomolekulare Medizin.
Weitere Veröffentlichungen von Dr. Pflugbeil:
Bio-Topping. Das gesunde Lebensprogramm für jeden Tag und für das ganze Jahr (1991).
Zusammen mit Irmgard Niestroj: *Aufrecht durchs Leben. Therapie und Training für Wirbelsäule, Gelenke und Knochen* (1992).

Dr. med. Karl Pflugbeil
Dr. med. Irmgard Niestroj

Vital Plus

Das große Programm der orthomolekularen Medizin

Was Sie mit Vitaminen, Mineralstoffen, Spurenelementen, Fett- und Aminosäuren für Ihre Gesundheit tun können

Ullstein

Ullstein Buchverlage GmbH & Co. KG,
Berlin
Taschenbuchnummer: 34985

Ungekürzte Ausgabe
(Auf Grundlage der 8. Auflage)
4. Auflage Oktober 1998

Umschlagentwurf:
Simone Fischer & Christof Berndt
Foto:
Stock Imagery/Bavaria
Alle Rechte vorbehalten
Taschenbuchausgabe mit freundlicher
Genehmigung der F. A. Herbig
Verlagsbuchhandlung GmbH, München
© 1990 F. A. Herbig Verlagsbuch-
handlung GmbH, München, und Script
Medien Agentur GmbH, Grünwald
Printed in Germany 1998
Druck und Verarbeitung
Ebner Ulm
ISBN 3 548 34985 4

Gedruckt auf alterungs-
beständigem Papier mit
chlorfrei gebleichtem Zellstoff

Die Deutsche Bibliothek –
CIP-Einheitsaufnahme

Pflugbeil, Karl J.:
Vital plus: was Sie mit Vitaminen,
Mineralstoffen, Spurenelementen, Fett-
und Aminosäuren für Ihre Gesundheit tun
können/Karl Pflugbeil. Unter Mitarb. von
Irmgard Niestroj. – Ungekürzte Ausg.,
4. Aufl. (auf der Grundlage der 3. Aufl.) –
Frankfurt/Main; Berlin: Ullstein, 1998
(Ullstein-Buch; Nr. 34985: Ratgeber)
ISBN 3-548-34985-4
NE: GT

Inhalt

1 Orthomolekulare Medizin – was ist das eigentlich? 9

Vitamin C hilft selbst bei Krebs 11
Woran es den Deutschen mangelt 13
Auch »gesund essen« kann krankmachen 15
Warum Nährstoffe lebenswichtig sind 19
Die fünf Stufen des Mangels 21
Zink schafft Abwehrkraft 24

2 Die verschiedenen Nährstoffe – und was sie für Ihre Gesundheit bedeuten. 27

Beta-Carotin: Schutzfaktor gegen Krebs 28
Vitamin A: Neue Jugend für die Haut 31
Vitamin-B-Komplex: Medizin für kranke Nerven 34
Vitamin B_1: Ruhe für den »Zappelphilipp« 36
Vitamin B_2: Wirkt in den Augen 38
Vitamin B_3: Bessert Durchblutungsstörungen 39
Vitamin B_5: Läßt die Haut besser heilen 40
Vitamin B_6: Befreit von Frauenleiden 41
Vitamin B_{12}: Balsam für die Psyche 43
Folsäure: Die Pille zur »Pille« 44
Biotin: Macht Fingernägel hart 45

Fünf Verwandte der B-Vitamine: Cholin, Inosit,
Bioflavonoide, PABA, Pangamsäure 46
Vitamin C: Immer neue Nutzen 47
Vitamin D: Für die Knochen, gegen Krebs 53
Vitamin E: Hält Herz und Arterien gesund 57
Eisen: Wirkt in Blut und Nerven 63
Fluoride: Harte Zähne, starke Knochen 65
Jod: Verhütet den Kropf 68
Kalium: Gut für den Blutdruck 69
Kalzium: Auch eine Nervensache 71
Magnesium: Schutzschirm für's Herz 75
Natrium: Nur im Kochsalz gefährlich 81
Phosphor: Mitunter ein Störenfried 84
Chrom: Bei Mangel – Diabetes 86
Germanium: Kaum bekannt, sehr vielseitig 88
Kobalt: Mehrfach gut für's Blut 90
Kupfer: Hemmt Entzündung im Gelenk 91
Lithium: Verhindert Depressionen 94
Mangan: Normalisiert Blutzucker 96
Molybdän: Partner der Minerale 98
Nickel: Helfer für Hormone 99
Schwefel: Elixier für Haut und Haare 100
Selen: Überall im Immunsystem 101
Silizium: Macht Adern elastisch 107
Vanadium: Unterstützt das Insulin 109
Zink: Schützt im Innern und nach außen 110
Zinn: Wirkt über die Nieren 114
Essentielle Fettsäuren: Rohstoffe für
Gewebshormone 115
Essentielle Aminosäuren: Bausteine aller Zellen 119
Wasser: Transporter der Nährstoffe 121

3 Die Vital-Plus-Therapie – und wie mit ihr Krankheiten behandelt werden 123

Ein Mangel, trotz Orangensaft 128
Krank durch »gesundes Leben« 131
Geringer Mangel, schlimme Folgen 134
Gefahr von Plomben und »Pille« 137
Kranke Haut wird rasch gesund 139
Knochenschwund kann verhindert werden 141
Auf mehreren Wegen gegen Rheuma 143
Manchmal helfen Mineralstoffe gegen Migräne 147
Vitamine stoppen »Ruhelose Füße« 148
Mit Diät verschwindet Gicht 150
Weil Eiweiß fehlte: Wechseljahre mit 37 151
Wegen Übergewicht: Stoffwechsel außer Kontrolle 153
Mit Chrom und Zink gegen Diabetes 155
Zu wenig Wasser = zu wenig Kalium 158
Ein Wunschkind, dank Vitaminen 160

4 Selbsthilfe mit Nährstoffen – und die besten Rezepte, damit Sie gesundbleiben 163

Besser sehen: mit Vitamin A und etwas Fett 166
Nie mehr erkältet – dank Vitamin C 168
Vorbeugen bei Tisch: Vier Nährstoffe gegen Krebs 170
Gut schlafen: Aminosäure als »Betthupferl« 172
Gesund trotz Smog – mit Vitamin E 174
Richtig essen: Faustregeln für die Küche 177
Gut zu wissen: »Vier Säulen« für zu Hause 182

Anhang

Erklärung medizinischer Begriffe 183
Literaturhinweise 189
Stichwortregister 191

1
Orthomolekulare Medizin – was ist das eigentlich?

Orthomolekulare Medizin – dieser Begriff ist Ihnen sicher fremd. Ersparen Sie es sich, im Lexikon nachzuschlagen; dort ist das Stichwort nicht zu finden. Fragen Sie auch Ihren Arzt nicht danach; er hat während seines Studiums nichts davon erfahren. Mir ist es ebenso ergangen. Ich hatte längst meine Ausbildung an der Universität München hinter mir und war bereits viele Jahre als Oberarzt tätig, als ich das Wort »Orthomolekulare Medizin« zum erstenmal hörte. Das war im Sommer 1981, und zwar aus dem Mund des Mannes, der diesen Begriff geprägt hat – Professor Linus Pauling.

Der Biochemiker aus Palo Alto im amerikanischen Bundesstaat Kalifornien ist einer der ganz großen Wissenschaftler unserer Zeit. Zweimal erhielt er den Nobelpreis. Im Jahre 1954 den Chemie-Preis für sein »Helix-Modell der Proteine«, mit dem er den Aufbau von Eiweiß erklärte, und im Jahre 1962 den Friedensnobelpreis für seinen Widerstand gegen die Kernwaffenversuche.

Im Juni 1981 war Linus Pauling zur 31. Tagung der Nobelpreisträger nach Lindau am Bodensee gekommen. Ich war einer von Hunderten seiner Zuhörer im Stadttheater. Er sprach kurz grundsätzlich über Orthomolekulare Medizin und ausführlicher über die Anwendung von Vitamin C gegen Krebs.

»Orthomolekulare Medizin«, so erklärte Linus Pauling damals, »ist die Erhaltung guter Gesundheit und die Behandlung von Krankheiten durch Veränderung der Konzentration von Substanzen im menschlichen Körper, die normalerweise im Körper vorhanden und für die Gesundheit erforderlich sind.«

Dieser Begriff bedarf einer Erläuterung. Er stammt aus dem Griechischen: »orthos« bedeutet soviel wie »richtig« und »molekular« betrifft die Moleküle als kleinste Bauteile von Substanzen. Dementsprechend handelt es sich bei der Orthomolekularen Medizin um eine Therapie mit den richtigen Molekülen in den richtigen Mengen.

Diese Moleküle sind in den ganz natürlichen Nährstoffen enthalten, auf deren regelmäßige und ausreichende Zufuhr unser Körper angewiesen ist. Das sind Vitamine, Mineralstoffe und Spurenelemente, essentielle Fettsäuren und Aminosäuren. In relativ geringen Mengen erhalten sie unsere Gesundheit, in hohen Dosen können sie Krankheiten heilen, zumindest die Voraussetzung für eine Gesundung schaffen.

Das war mir im Sommer 1981 an sich nichts Neues mehr. Ich hatte nämlich in den Jahren von 1969 bis 1973 an der Ringberg-Klinik in Rottach-Egern als Oberarzt und Vertreter des Chefarztes Dr. Josef Issels gearbeitet. Und dieser hatte bereits damals im Rahmen seiner immunologisch ausgerichteten Ganzheitstherapie der Krebskrankheit auch Nährstoffe angewendet. Seine Patienten erhielten eine biologisch vollwertige Ernährung mit einem hohen Anteil an Frischkost sowie Präparaten mit Kalium, Magnesium, Zink und Vitamin C hochdosiert. Dr. Issels nannte das Ernährungstherapie.

Vitamin C hilft selbst bei Krebs

Es freute mich deshalb sehr, zu hören, wie der Nobelpreisträger Linus Pauling nun acht Jahre später bestätigte, daß wir mit dieser Ernährungstherapie durchaus richtig behandelt hatten. »Ich bin der Meinung, daß die Einnahme von Vitamin C die natürliche Widerstandsfähigkeit des Menschen gegen Krebs verstärkt«, sagte er in Lindau. Er bezog sich dabei vor allem auf einen klinischen Versuch im »Vale of Leven District Hospital« in Schottland und berichtete darüber:
»Die Hauptstudie umfaßte 100 Patienten mit fortgeschrittenem Krebs, die Vitamin C in Form von Natriumascorbat erhielten, gewöhnlich in Mengen von zehn Gramm pro Tag, sowie eine Kontrollgruppe, die in demselben Krankenhaus auf die gleiche Weise behandelt wurde, jedoch ohne zusätzliches Vitamin C. Die durchschnittliche Überlebenszeit der mit Vitamin C behandelten Patienten war um mehr als das Vierfache länger als die der Kontrollpersonen. Ein Teil dieser Patienten überlebte den Durchschnitt der Kontrollen um mehr als das Zwanzigfache und zeigte auch keinerlei Anzeichen einer malignen (= bösartigen) Krankheit mehr.« Sein Fazit: »Zusätzliches Vitamin C hat eine wohltuende Wirkung bei Patienten mit allen Arten von Krebs, weil es die natürlichen Schutzmechanismen des Körpers effektiver macht« – später mehr darüber.
Diese Ausführungen von Professor Linus Pauling beeindruckten mich sehr, sein Auftreten verstärkte diese Wirkung nur noch. Der Mann war damals bereits 80 Jahre alt, jedoch sichtlich in bester körperlicher und geistiger Verfassung. Für seinen Vortrag lehnte er den bereitgestellten Stuhl ab, und er hatte auch kein Manuskript dabei. Der alte

Herr sprach im Stehen und ohne Stocken fast eine dreiviertel Stunde lang. Er war der lebende Beweis für die präventive Wirkung der Orthomolekularen Medizin, die Gesundheit erhält und den Alterungsprozeß so langsam wie eben möglich ablaufen läßt.

Von 1965 bis zu seinem Tod nahm Linus Pauling 30 Jahre lang tagtäglich große Mengen von Vitaminen zu sich, und zwar: 10 000 Milligramm (= 10 Gramm) Vitamin C, 1000 Milligramm (= 1 Gramm) Vitamin E, 300 Milligramm (= 0,3 Gramm) Nikotinamid, auch Vitamin B_3 genannt.

Diese Dosierungen entsprechen dem 133fachen bzw. 83fachen bzw. 20fachen dessen, was die Deutsche Gesellschaft für Ernährung einem Erwachsenen empfiehlt. Dennoch hat das vorgebliche Übermaß zu keinerlei Schäden geführt. Im Gegenteil: »Seitdem ich vorbeugend Vitamine zu mir nehme, bin ich nie mehr krank gewesen«, resümierte Professor Pauling aus langjähriger Erfahrung. »Ich habe nicht einmal eine Erkältung mit Schnupfen gehabt. Denn sobald ich spüre, daß es in meiner Nase zu kribbeln beginnt, nehme ich noch etwas mehr Vitamin C zu mir. Das vertreibt die Erkältung, ehe sie ausbrechen kann.«

Professor Linus Pauling hat zwar den Begriff geprägt und die Methode populär gemacht. Er hat aber stets darauf hingewiesen, daß es ein Arzt gewesen ist, der die Orthomolekulare Medizin begründet hat. Nämlich Dr. Abram Hoffer aus Kanada, der zu Beginn der 50er Jahre Schizophrenie mit hohen Dosen von Vitamin B_3 behandelt und damit gute Erfolge erreicht hatte. Von nun an kam immer neues Wissen über die Wirkung der Vitamine, Mineralstoffe und Spurenelemente, Fettsäuren und Aminosäuren sowie über deren Anwendung gegen Krankheiten hinzu.

Die eben genannten Nährstoffe sind »essentiell«, also lebensnotwendig. Dennoch können sie von unserem Körper nicht gebildet, sondern müssen ihm mit der Ernährung zugeführt werden – regelmäßig und ausreichend. Unser täglich Brot muß deshalb nicht nur genügend Kalorien enthalten, sondern auch Mindestmengen an 13 Vitaminen, wenigstens neun Mineralstoffen und zwölf Spurenelementen, acht Aminosäuren und drei Fettsäuren. Diese richtigen Moleküle in den richtigen Mengen sind die Voraussetzung für's Gesundsein. Diese ist, leider, längst nicht immer und überall gegeben. Trotz übervoller Teller besteht hierzulande ein bedrohlicher Mangel an den unverzichtbaren Nährstoffen.

Woran es den Deutschen mangelt

Das bestätigt der offiziöse »Ernährungsbericht«, den die Deutsche Gesellschaft für Ernährung im Auftrag der Bundesregierung ermittelt und herausgibt. Er stellt für das Jahr 1988 lapidar fest, daß »die empfohlene Nährstoffdichte für die meisten essentiellen Mineralstoffe und Vitamine nicht erreicht wird«. Der deutsche Normalverbraucher ißt zwar mehr als ihm guttut, nämlich 3600 Kalorien pro Tag statt der empfohlenen 2150. Aber er bekommt nicht genug von lebensnotwendigen Nährstoffen; vor allem mangelt es ihm an Kalzium, Magnesium, Eisen, Jod, Zink sowie an den Vitaminen A, C, E und den meisten Vitaminen vom sogenannten B-Komplex.
Dieses Defizit hat im wesentlichen zwei Gründe. Zum einen unzureichende Zufuhr – die Lebensmittel enthalten nicht so viele Nährstoffe, wie der Körper benötigt. Zum anderen erhöhter Bedarf – der Körper verbraucht mehr Nährstoffe, als er aus den Lebensmitteln aufnehmen kann.

Selbst eine vollwertige Mischkost, wie sie von Ernährungsmedizinern propagiert wird, kann den normalen Bedarf nicht zur vollsten Zufriedenheit decken. Vom Mineralstoff Jod ist das seit langem bekannt. Die Böden in den deutschen Mittelgebirgen und in den Alpen geben zuwenig davon her, um über die Ernährung die Bewohner dort ausreichend zu versorgen. Der Kropf einer vergrößerten Schilddrüse ist die sichtbare Folge solchen Mangels. Für das Spurenelement Selen gilt dasselbe, was noch zuwenig Menschen wissen. Die Böden der Bundesrepublik sind insgesamt gesehen unzureichend versorgt mit Selen, hat eine Untersuchung von Wissenschaftlern der Universität Bonn ergeben. Zwangsläufig mangelt es an dieser Substanz den Pflanzen, die auf diesen Böden wachsen, und den Tieren, die von diesen Pflanzen fressen, und dem Menschen als letztem Glied in dieser Nahrungskette. Die Schwächung der körpereigenen Abwehrkräfte des Immunsystems ist nur eine, wenngleich sehr bedeutsame Auswirkung dessen.

Auch sind die meisten Pflanzen bei Tisch längst nicht mehr so wertvoll, wie sie auf dem Feld geerntet werden. Gemüse verliert in der Zeit dazwischen viel von seinen Vitaminen. Kopfsalat beispielsweise enthält nach zwei Tagen Lagerung bei Zimmertemperatur nur noch knapp die Hälfte vom ursprünglichen Vitamin C; dem Spinat gehen derweilen sogar 80 Prozent davon verloren. Wird Gemüse vor der Zubereitung zerkleinert und gründlich gewaschen, löst das fließende Wasser noch mehr vom Vitamin C heraus. Warmhalten vor dem Verzehr, etwa in der Kantine, zerstört den letzten Rest davon. Schließlich bleibt von der ach so gesunden Pflanzenkost nichts anderes übrig als Grünzeug mit minderem Nährwert.

Dem Fleisch ergeht es in der Küche nicht viel besser. Von

seinem Gehalt an dem sogenannten Nerven-Vitamin B_1 büßt es beim Schmoren in der Röhre bis zu 60 Prozent ein, beim Braten immerhin noch 30 bis 40 Prozent. Und wer weißen Toast dem dunklen Vollkornbrot vorzieht, der verschließt sich selbst seine weitere wichtige Quelle für die Vitamine vom B-Komplex; das hoch ausgemahlene Mehl enthält bis zu 90 Prozent weniger von diesen Nährstoffen.
Die Soft-Brötchen vom Hamburger sind ein weiteres Beispiel dafür. Insgesamt ist solch ein »Fast-Food« derart einseitig zusammengesetzt, daß die Deutsche Gesellschaft für Ernährung warnt: »Durch das Fehlen von Obst, Gemüse und Vollkornerzeugnissen kann es zu Angebotslücken an lebensnotwendigen Inhaltsstoffen kommen.« Dazu kommt es immer häufiger, wenn der Hamburger nicht länger nur ein gelegentlicher Imbiß bleibt, sondern zur regelmäßigen Mahlzeit wird. Weil es immer mehr Singles gibt, immer mehr Frauen berufstätig sind, immer mehr Menschen immer weniger Zeit haben, werden auch immer mehr solcher unvollständiger Schnellgerichte verzehrt. Auf die Dauer führt das zu einem Mangel an Nährstoffen, jedoch zu einem Übermaß an Energie. Eine typische Fast-Food-Mahlzeit aus Hamburger, Sauce, Pommes frites, Milch-Shake enthält 1275 Kalorien und deckt allein mehr als die Hälfte vom Tagesbedarf einer jungen Frau.

Auch »gesund essen« kann krankmachen

Selbst wer sich Mühe gibt, gesundheitsbewußt zu essen, kann dabei nicht genug von den Nährstoffen bekommen. So sind die unverdaulichen Ballaststoffe der Weizenkleie zwar ein gutes, natürliches Mittel gegen Verstopfung und zum Senken erhöhter Cholesterinwerte im Blut. Mit ihr wird aber auch die Substanz Phytin aufgenommen, die Mineralstoffe derart fest an sich bindet, daß sie vom Körper nicht verwertet werden können; vor allem Phosphor, Kalzium, Magnesium, Eisen, Zink werden deshalb ungenutzt ausgeschieden. Wer Magermilch und Rindfleisch bevorzugt, um Kalorien einzusparen, der nimmt mit ihnen deutlich weniger vom Vitamin A und vom Vitamin-B-Komplex zu sich als mit Vollmilch und mit Schweinefleisch.

Auch enthärtetes Wasser ist nicht etwa besonders gesund, wie viele Menschen glauben. Die Enthärtungsanlagen arbeiten mit einem sogenannten Ionenaustauscher, der die im Wasser enthaltenen Kalzium- und Magnesium-Ionen gegen Natrium-Ionen austauscht. Mit dieser Methode enthärtetes Wasser enthält deshalb zuviel Natrium, das den Blutdruck erhöht und die Nieren belastet, jedoch zuwenig Kalzium und Magnesium, die Herz und Kreislauf vor Erkrankungen schützen könnten.

Nicht nur zuviel Essen, auch zu wenig ist der Gesundheit abträglich. Wer zeitweilig eine Diät mit nur 1000 Kalorien pro Tag einhält, dem ist es rein rechnerisch unmöglich, mit den kleinen Portionen genügend Vitamine und Mineralstoffe aufzunehmen; damit unsere Patienten während einer Diät oder beim Heilfasten nicht in einen solchen Mangelzustand geraten, verordnen wir ihnen entsprechende Präparate zur Substitution.

Dieselbe Folge hat langwährende Unterernährung, mit welcher die neugewonnene schlanke Linie erhalten werden soll. Sie ist vor allem bei jungen Frauen erschreckend weit verbreitet: Etwa jeder zweite deutsche Teenager nimmt pro Tag weniger als 2000 Kalorien zu sich, jeder zehnte sogar weniger als 1500. Das sind nicht allein etwa 1000 Kalorien zuwenig, das führt auch zu einem Defizit an

Kalzium. Diese Frauen werden das sehr viel später äußerst schmerzhaft zu spüren bekommen: Weil es in jungen Jahren an diesem Baustoff für die Knochen mangelt, werden sie sehr wahrscheinlich während der Wechseljahre an Osteoporose erkranken, an Knochenschwund also.

Viele Senioren essen ebenfalls weniger, als sie sollten. Die Ursache dafür ist eine ganz andere: Weil im Alter der Stoffwechsel langsamer wird, sinkt der Bedarf an Energie, und der Appetit läßt nach. Das allein würde schon ausreichen, um diese Menschen in einen Mangelzustand geraten zu lassen. Hinzu kommen jedoch weitere, altersbedingte Veränderungen, die zu einer einseitigen, ungenügenden Ernährung führen: Mit einem Gebiß fällt das Kauen schwer; müde Beine mögen keine langen Wege zum Einkaufen gehen; Alleinsein nimmt die Lust am Kochen; Erkrankungen von Magen und Darm behindern die Aufnahme und Verwertung der Nährstoffe – von den ohnehin wenigen, die verzehrt werden, bleiben die meisten deshalb ungenutzt. Soweit die wichtigsten Gründe für eine unzureichende Zufuhr, vor allem von Vitaminen, Mineralstoffen und Spurenelementen, aber auch von essentiellen Fettsäuren und Aminosäuren. Sie ist die eine Ursache für den weitverbreiteten Mangel daran. Die andere ist ein erhöhter Bedarf, der nicht gedeckt wird. Das betrifft insbesondere die Angehörigen von Risikogruppen.

Starke Raucher benötigen mindestens 50 Prozent mehr, besser noch doppelt soviel Vitamin C als Nichtraucher, damit ihr Organismus schädigende Substanzen aus dem Zigarettenrauch entgiften kann.

Wer Alkohol trinkt, und sei es nur mäßig, jedoch regelmäßig, dem geht viel vom Magnesium verloren und dem mangelt es an den Vitaminen vom B-Komplex.

Streß, sowohl durch körperliche und geistige Anstrengung als auch durch akute Erkrankungen und psychische Belastungen, hat bei allen betroffenen Menschen dieselbe Folge: Ihr Körper braucht unter anderem mehr Vitamin C zur Produktion der Streß-Hormone in den Drüsen der Nebennieren und zur Stärkung der körpereigenen Abwehrkräfte seines Immunsystems.

Patienten, die Medikamente über längere Zeit einnehmen, müssen mit Nebenwirkungen bezüglich der Nährstoffe rechnen. Um nur einige Beispiele dafür zu nennen: Der Wirkstoff Cortison hemmt zwar die Gelenkentzündungen bei Rheuma, verringert aber den Kaliumgehalt des Körpers; salicylsäurehaltige Schmerzmittel, zu denen auch das altbewährte Aspirin gehört, hemmen die Aufnahme von Vitamin C, und manche Antibiotika vermehren dessen Ausscheidung über die Nieren; die Anti-Baby-Pille erfordert mehr Vitamin B_6 (= Pyridoxin), damit das in ihr enthaltene Hormon Östrogen abgebaut werden kann.

Alle Frauen in der Schwangerschaft und in der Stillzeit, alle Teenager während des Wachstumsschubs, alle Schwerarbeiter und alle Leistungssportler haben eines gemeinsam: Einen erhöhten Bedarf an Nährstoffen, insbesondere an den Vitaminen A und C und denen vom B-Komplex sowie an Mineralstoffen wie Eisen, Jod, Kalzium, Zink.

Die Belastung durch Schadstoffe aus der Umwelt trifft jeden Menschen. Bereits Babys saugen mit der Muttermilch auch chlorierte Kohlenwasserstoffe ein, mit Gemüse gelangt Blei und aus Innereien Cadmium in den Körper; mit einem einzigen Zug aus der Zigarette inhaliert man 100 Billionen »Freie Radikale« – auf die ich gleich noch ausführlicher eingehen werde. Alle diese Substanzen sind eine Gefahr für die Gesundheit. Um sie unschädlich machen zu können, benötigt der Körper mehr Vitamine und mehr Mineralstoffe. Je mehr diese Belastung aus der Umwelt zunimmt, desto größer wird der Bedarf an diesen Nährstoffen – nur allzuoft ist er heute schon größer als deren Zufuhr mit den Nahrungsmitteln.

Warum Nährstoffe lebenswichtig sind

So weit, so schlecht. Faßt man alle Angaben über unzureichende Zufuhr und erhöhten Bedarf zusammen, ergibt sich die erschreckende Tatsache, daß kaum ein Mensch noch die richtigen Nährstoffe in der richtigen Menge erhält. Jede der schätzungsweise 75 Billionen Zellen, aus denen sein Körper besteht, benötigt aber alle Vitamine und Mineralstoffe, ebenso die essentiellen Fettsäuren und Aminosäuren. Sie können auf keinen dieser Nährstoffe verzichten, weil alle zusammenarbeiten müssen, um eine normale Funktion und damit ein gesundes Dasein gewährleisten zu können.

Die Aminosäuren sind die Bausteine, aus denen jede Zelle aufgebaut ist – ihr Kern mit dem Erbmaterial ebenso wie die Membran, die sie umgibt – und die ohne Fettsäuren nicht bestehen kann. Aminosäuren und Fettsäuren werden notfalls in der Zelle verbrannt, um Energie zum Leben zu gewinnen. Sie können jedoch nur dann in die Zelle hineingelangen, wenn das sogenannte innere Milieu des Körpers stimmt. Das wiederum ist abhängig von Mineralstoffen, die in den Körperflüssigkeiten gelöst werden, in elektrisch geladene Teilchen zerfallen und dann »Elektrolyte« heißen. Sie bauen zwischen dem Inneren der Zelle und ihrer Umgebung ein elektrisches Spannungsfeld auf; nur so können Nerven Reize leiten, Muskeln Arbeit leisten und weitere wichtige Lebensvorgänge ablaufen.

All das ist ohne Enzyme nicht möglich. Sie sind die biochemischen Werkzeuge einer jeden Zelle, die Reaktionen ermöglichen, erleichtern, beschleunigen, ohne selbst dabei verändert zu werden. Ihr Dabeisein ist alles, wenn es darum geht, verbrauchte und gealterte Zellen zu erneuern, Nährstoffe in Energie umzusetzen, Giftstoffe und Fremdkörper unschädlich zu machen, Erreger abzuwehren, Wunden zu heilen.

Bis heute sind an die 2000 Enzyme bekannt, ihre Gesamtzahl wird auf mehr als 10000 geschätzt. Alle diese Biokatalysatoren, wie die Enzyme auch genannt werden, sind im Prinzip gleich aufgebaut. Sie bestehen zum größten Teil aus Eiweiß, für das ebenfalls die Aminosäuren unerläßlich sind. Zusätzlich sind vielen von ihnen spezielle Wirkungsgruppen mit Vitaminen oder mit Mineralstoffen angelagert. Magnesium ist allein auf diese Weise in mehr als 300 verschiedenen Enzymen enthalten, und bei der Energiegewinnung kommt kaum eines der daran beteiligten Enzyme ohne Vitamine vom B-Komplex aus.

Kurz gesagt: Ohne die richtigen Nährstoffe in der richtigen Menge ist kein Leben möglich. Dennoch hat unser Körper die bewundernswerte Fähigkeit, trotz Engpässen und Fehlbeständen lange Zeit quasi normal funktionieren zu können. Seine Zellen passen sich den Gegebenheiten an und halten ihre Grundfunktionen aufrecht – Nahrungsaufnahme, Energiegewinnung, Fortpflanzung. Eines Tages jedoch sind diese sogenannten Adaptionsmechanismen überfordert; anfangs kommt es dann zu Befindlichkeitsstörungen, letztendlich zu Erkrankungen, schlimmstenfalls zum Tod.

Die fünf Stufen des Mangels

Welche Folgen ein Mangel an lebensnotwendigen Nährstoffen hat, ist am besten erforscht am Beispiel der Vitamine. Demzufolge geht es mit der Gesundheit über fünf Stufen treppab.
Auf der ersten Stufe zehrt der Körper von seinen Reserven. Das ist anhand der verminderten Ausscheidung von Vitaminen mit dem Harn nachzuweisen. Weitere Folgen hat das noch nicht.
Auf der zweiten Stufe sind die Speicher des Körpers bereits soweit entleert, daß mit dem Harn kaum noch Vitamine ausgeschieden werden. Ansonsten gesunde Menschen bleiben zwar noch leistungsfähig, steigt aber plötzlich ihr Bedarf an Vitaminen, etwa durch psychischen Streß oder körperliche Belastung, geht es sehr rasch noch eine Stufe tiefer.
Auf der dritten Stufe zeitigt der Vitaminmangel die ersten spürbaren Folgen. Das sind zumeist unspezifische Symptome, die auch bei anderen Erkrankungen auftreten, wie Appetitlosigkeit und Gewichtsabnahme, Müdigkeit tagsüber und Schlafstörungen bei Nacht, Reizbarkeit und Nervosität, Nachlassen der körperlichen und geistigen Leistungsfähigkeit, erhöhte Anfälligkeit für Infektionen.
Auf der vierten Stufe verschlechtert sich der Zustand noch weiter, und es kommen echte Mangelsymptome hinzu; beispielsweise kann der Betroffene wegen Mangels an Vitamin A in der Dunkelheit viel schlechter sehen oder sein Zahnfleisch blutet häufig, weil ihm Vitamin C fehlt.
Auf der fünften Stufe stehen die klassischen Vitaminmangelkrankheiten, etwa Beri-Beri, Skorbut, Nachtblindheit, die früher häufig zu Siechtum und zum Tode führten.
Ein ähnlicher Verlauf ist bei einem immer größer werden-

den Mangel an Mineralstoffen und Spurenelementen, an essentiellen Fettsäuren und Aminosäuren zu befürchten. Glücklicherweise endet das heutzutage kaum noch ganz unten auf der fünften Stufe. Denn trotz aller Mängel ist die Ernährung heute insgesamt besser als früher, so daß auf der dritten Stufe, spätestens auf der vierten Halt ist.

Das ist noch immer schlimm genug, häufig sogar schon zu spät. Bereits dieser Mangel an Nährstoffen behindert zwei wichtige Systeme, die den Körper vor Schäden und Erkrankungen schützen. Das eine ist das Immunsystem zur Abwehr von Krankheitserregern und Fremdkörpern. Das andere ist das Abfangsystem, das Freie Radikale unschädlich macht. Wegen ihrer fundamentalen Bedeutung für Gesundheit und Leben möchte ich beide etwas genauer erklären.

Freie Radikale sind biochemische Substanzen, die jeder Mensch in seinem Körper hat. Sie entstehen in allen Zellen bei vielen Prozessen, unter anderem dann, wenn Sauerstoff unvollständig verbrannt wird. Hinzu kommen viele Einwirkungen von außen, die entweder selbst Freie Radikale sind oder zu deren Entstehung führen; dazu gehören die ultravioletten Strahlen der Sonne, die Chemikalie Benzpyren aus dem Zigarettenrauch, Nitrite und Nitrate als Rückstände in Nahrungsmitteln, Röntgenstrahlen beim Arzt ebenso wie die natürliche radioaktive Strahlung aus der Umwelt, bestimmte Arzneimittel und viele andere.

Alle Freien Radikale haben eine unangenehme Eigenschaft: Es handelt sich um Atome, die ein Elektron zuviel oder eines zuwenig haben und deshalb bestrebt sind, so rasch wie möglich entweder eines davon loszuwerden oder eines hinzuzubekommen. Das macht sie zu »hochreaktiven Substanzen«, die mit jedem nur möglichen Molekül eine neue Verbindung eingehen.

Das kann durchaus von Nutzen sein. Mit Hilfe der Freien Radikale werden von Abwehrzellen des Immunsystems krankheitserregende Bakterien und schädliche Fremdkörper aufgelöst. Im Übermaß jedoch werden sie zu einer großen Gefahr für die Gesundheit. Denn Freie Radikale reagieren auch mit Bestandteilen der Zellen, verändern und zerstören diese.

Die Folgen dessen sind vielfältig. So werden Pigmente im Gehirn und in anderen Organen abgelagert, die daraufhin altern; »Altersflecken« in der Haut sind sichtbare Zeichen dessen. Membranen von Zellen werden durchlässig für Schadstoffe, die das Erbmaterial im Zellkern verändern, so daß Krebs entstehen kann. Bestandteile des Immunsystems wenden sich künftig nicht nur gegen entzündetes, sondern auch gegen gesundes Gewebe und verursachen dadurch chronische Entzündungen wie die rheumatoide Arthritis, auf gut deutsch: Gelenkrheumatismus. Auch gibt es Beweise dafür, daß Freie Radikale zumindest mitbeteiligt sind an der Entstehung so weitverbreiteter Volkskrankheiten wie Arteriosklerose, Bluthochdruck, Allergie, Immunschwäche, sogar Typ-I-Diabetes, der mit Insulin-Spritzen behandelt werden muß, und Parkinson-Krankheit, die auch »Schüttellähmung« genannt wird.

Gegen diese Attacken auf die Gesundheit wehrt sich der Körper mit Enzymen, die zum Teil aus Selen bestehen, sowie mit Hilfe der Vitamine C und E und Beta-Carotin, einer Vorstufe vom Vitamin A. Gemäß ihrer Wirkung werden diese Nährstoffe als »Radikalefänger« und als »Antioxidantien« bezeichnet. Solange es genügend von ihnen gibt, können die Freien Radikale nicht überhandnehmen, und der Mensch bleibt gesund. Mangelt es an ihnen, drohen Erkrankungen verschiedenster Art.

Zink schafft Abwehrkraft

Gleiches gilt vom Immunsystem, das den Menschen gegen Angriffe der Erreger von außen sowie gegen Schadstoffe in seinem Inneren verteidigt. Seine vielfältigen Bestandteile und die komplizierten Abläufe beginnen wir erst jetzt vollends zu verstehen. Gesichert jedoch ist seit längerem die Erkenntnis, daß auch das Immunsystem auf die richtigen Nährstoffe in den richtigen Mengen angewiesen ist, um bestmöglich funktionieren zu können.
Fehlt etwa Zink, schrumpft das Gewebe der Thymusdrüse hinterm Brustbein, haben Tierversuche bestätigt. Diese Drüse ist die Stätte des Immunsystems, in der durch Thymushormone unreife weiße Blutkörperchen zu einsatzbereiten Abwehrzellen ausgebildet werden. Zuwenig Zink bedeutet deshalb zwangsläufig weniger von diesen Immun-Kräften, um Krankheitserreger zu töten, die ständig in den Körper eindringen, und auch um Krebszellen zu vernichten, die immer wieder im Menschen entstehen. Grundlegende Erkenntnisse darüber sind Dr. Elis Sandberg aus Schweden zu verdanken. Auf ihnen sowie auf unseren weiterführenden Forschungsarbeiten und klinischen Erfahrungen beruht die Immun-Therapie am Schwarzwald-Sanatorium Obertal mit Thymosand. Das ist ein Präparat aus dem Gesamtextrakt der Thymusdrüse, das alle wichtigen Wirkstoffe für das Immunsystem in ihrer natürlichen Zusammensetzung enthält. Diese Therapie ist Dr. Hermann Geesing, meinem Vorgänger als Chefarzt, zu verdanken, der auch ein umfassendes »Immun-Training« entwickelt hat.
Mangelt es an dem Vitamin C, lähmt das buchstäblich die Makrophagen, die als »Freßzellen« Erreger und Schadstoffe in sich aufnehmen und vernichten. Ein Mehr von diesem Vitamin dagegen verbessert diese Fähigkeit. Das haben

schottische Mediziner mit einem einfachen Versuch sehr überzeugend demonstriert. Eine Bakterie und ein Makrophage wurden in einem Laborgefäß ausgesetzt. Die Abwehrzelle erkannte den Erreger und bewegte sich schnurstracks auf ihn zu. Kurz vor dem Ziel stoppte sie abrupt und verharrte – ihr Vorrat an Vitamin C war verbraucht. Die Bakterie wäre mit dem Leben davongekommen, wenn man nicht etwas gelöstes Vitamin C auf den Makrophagen geträufelt hätte. Das verlieh der Freßzelle neue Kräfte. Sie setzte sich wieder in Bewegung, erreichte ihren Gegner, umfloß und verschlang ihn.

Dieses Versuchsergebnis ist eine schöne Bestätigung der Behauptung von Professor Linus Pauling auf der Tagung der Nobelpreisträger in Lindau: Zusätzliches Vitamin C vermag tatsächlich die natürliche Widerstandsfähigkeit des Menschen zu stärken. Darüber hinaus ist es ein wissenschaftlicher Beweis für das Prinzip der Orthomolekularen Medizin: Werden die richtigen Nährstoffe in der richtigen Menge dem Organismus zugeführt, wird mit ihnen die Grundlage dafür geschaffen, daß der Mensch gesund bleibt bzw. die Voraussetzung dafür, daß die Selbstheilungskräfte seines Körpers ihn wieder gesund machen. Im Gegensatz zu Arzneimitteln, die lediglich Symptome behandeln, sind Vitamine, Mineralstoffe und Spurenelemente, essentielle Fettsäuren und Aminosäuren ganz natürliche Mittel, welche die Ursachen von Krankheiten beseitigen. Das macht die Orthomolekulare Medizin zu einer universellen Therapie. Sie ist in jedem Fall von Nutzen.

Darüber informieren die folgenden Kapitel. Sie basieren auf dem heutigen Stand des Wissens – Änderungen und Ergänzungen aufgrund neuer Ergebnisse der weiteren Forschungsarbeiten sind durchaus möglich.

2
Die verschiedenen Nährstoffe – und was sie für Ihre Gesundheit bedeuten

Vor kurzem war ich in London; nicht zum Vergnügen, sondern zur Fortbildung. Auf einem Kongreß berichteten Wissenschaftler aus aller Welt über die neuesten Ergebnisse ihrer Forschungsarbeiten, über die pharmakologische Wirkung von Vitaminen als Arzneimittel. Im Mittelpunkt stand deren antioxidative Wirkung gegen Freie Radikale, die ich bereits im vorigen Kapitel geschildert habe und von der auch hier zu berichten sein wird.

Solche Veranstaltungen sind jetzt häufiger, und sie werden von immer mehr Ärzten besucht. Die Orthomolekulare Medizin beruht eben nicht mehr auf vereinzelten Beobachtungen, sie erhält zunehmend einen sicheren wissenschaftlichen Unterbau. Klinische Untersuchungen bestätigen ihr, daß Nährstoffe in höherer Dosierung – das sind neben den Vitaminen die Spurenelemente und Mineralstoffe, die essentiellen Fettsäuren und Aminosäuren – wirksam sind zur Behandlung von Krankheiten und zum Erhalten der Gesundheit. Und bei den Ärzten setzt sich zunehmend die Einsicht durch, die einer von ihnen auf dem Kongreß in London so formulierte: Es geht nicht länger allein darum, durch ausreichende Zufuhr von Nährstoffen die klassischen Mangelerscheinungen zu verhindern; es kommt viel mehr darauf an, durch eine höhere Dosierung als bisher für notwendig gehalten worden ist, Körperfunktionen optimal ablaufen zu lassen und pharmakologische Wirkungen zu erzielen.

Ständig kommen neue Erkenntnisse dieser Art hinzu. Sie bedeuten einen großen Schritt vorwärts für die Medizin, insbesondere beim Kampf gegen die großen Krankheiten unserer Zeit, von Arteriosklerose bis zum Krebs. Sie bilden auch die Grundlage unserer Arbeit mit der Orthomolekularen Medizin im Schwarzwald Sanatorium Obertal. Dieses Kapitel ist eine Art Zwischenbilanz der Forschungsarbeiten darüber, welch erstaunliche Wirkung Nährstoffe haben und welch großen Nutzen Patienten daraus ziehen können.

Beta-Carotin: Schutzfaktor gegen Krebs

Ein Irrtum ist einfach nicht aus der Welt zu schaffen: Karotten enthalten viel Vitamin A, so heißt es. Richtig dagegen ist: Karotten – sowie andere gelbe bis tiefgrüne Obst-, Gemüse-, Früchtesorten – enthalten den Farbstoff Beta-Carotin. Ein Teil von ihm wird aus der Nahrung aufgenommen, vom Körper entweder in Vitamin A umgewandelt oder im Fettgewebe abgelagert.

Viel mehr wußte man lange Zeit nicht über dieses »Provitamin A«. Heute ist erwiesen, daß es als bloße Vorstufe vom Vitamin A weit unter Wert eingestuft worden ist. Beta-Carotin selbst ist ein natürlicher Wirkstoff, der das Krebsgeschehen verhindern, hemmen, vielleicht rückgängig machen kann.

Ein Beweis von mehreren dafür ist die »Basler Studie«. In dieser Schweizer Stadt wurden Anfang der 70er Jahre knapp 3000 gesunden Männern Blutproben entnommen, deren Gehalt an Vitaminen bestimmt. Zwölf Jahre später waren 553 der Männer gestorben, 204 von ihnen an Krebs. Als die Blutwerte verglichen wurden, stellte sich heraus: Alle Krebsopfer – insbesondere jene mit Lungen- und Magenkrebs – hatten einen eindeutig niedrigeren Carotin-Spiegel gehabt als die überlebenden Männer.

Die logische Folgerung daraus: Beta-Carotin ist ein Schutzfaktor gegen Krebs; mangelt es daran, erhöht sich das Risiko einer Erkrankung; hat man genügend davon, steigen die Chancen, vom Krebs verschont zu bleiben oder wieder befreit zu werden. Auch dafür gibt es mittlerweile Beweise. Sie stammen aus den USA, wo es mehr als 20 Studien über diesen Zusammenhang gibt.

Wer stets reichlich Obst, Gemüse, Früchte ißt, der senkt ganz sicher sein Risiko, an Krebs zu erkranken, ergab die eine Untersuchung; dieser vorbeugende Effekt bewährte sich vor allem gegen bösartige Geschwülste von Lunge, Mund, Rachen, Speiseröhre, Magen, Darm und Gebärmutterhals. Sind bereits Vorstufen von Krebs entstanden, so können diese durch Beta-Carotin beseitigt werden, bewies ein anderer Versuch. Bei ihm ging es um die weißlichen Flecken auf der Innenseite der Wangen, mit denen Mundhöhlenkrebs beginnt. Die Patienten erhielten drei bis sechs Monate lang täglich 30 Milligramm Beta-Carotin. Das allein genügte, um bei 70 Prozent von ihnen diese sogenannten Leukoplakien gänzlich verschwinden zu lassen. Gewiß, Mundhöhlenkrebs ist kein sehr häufiger Tumor. Jedoch ist mit diesem Versuch das Prinzip bestätigt: Beta-Carotin vermag Krebs zu verhindern.

Diese Wirkung, so betonen alle beteiligten Wissenschaftler, ist unabhängig von der Funktion als Provitamin A. Beta-Carotin ist ein eigenständiger Nährstoff. Als Schutzfaktor gegen Krebs wirkt es durch drei verschiedene Eigenschaften.

Erstens: Als »Antioxidans«, das sogenannte Freie Radikale unschädlich macht. Diese energiereichen Moleküle, die sich sehr rasch mit anderen verbinden, könnten sonst Körperzellen verändern – sowohl Fettsubstanzen in deren Wand als auch das Erbgut im Zellkern – und so Krebs auslösen.

Zweitens: Als »Fänger« für den sogenannten Singulett-Sauerstoff, der beispielsweise durch ultraviolettes Sonnenlicht in der Haut entsteht und ebenfalls Veränderungen in Zellen bewirkt, die zu Krebs führen können.

Drittens: Als »Immunstimulans«, das vor allem die Zellen der körpereigenen Abwehr anregt, unter anderem die Makrophagen, die als »Freßzellen« bereits entstandene Krebszellen vernichten.

Seitdem das bekannt ist, gilt als sicher: Beta-Carotin ist ein krebsverhindernder Nährstoff! Das sollten nicht nur starke Raucher und regelmäßige Trinker wissen; weil Tabak und Alkohol den Carotin-Spiegel senken, mangelt es ihnen an diesem Schutzfaktor. Das betrifft jeden Menschen: Täglich etwa sechs Milligramm Beta-Carotin empfiehlt das Nationale Krebs-Institut (NCI) der USA zur Vorbeugung von Krebs; Bundesbürger nehmen etwa drei bis fünf Milligramm zu sich, also im Durchschnitt zuwenig.

Sechs Milligramm Beta-Carotin sind enthalten in 100 Gramm Karotten oder 120 Gramm Spinat oder 300 Gramm Chicorée oder 1200 Gramm Tomaten oder 6 Kilogramm Äpfel bzw. Orangen. Weil soviel Obst, Gemüse, Früchte auf Dauer nicht jedermanns Sache sind, gibt es Beta-Carotin auch in Präparaten zum Einnehmen. Dabei muß man

nicht ängstlich auf die Dosis achten, es darf ruhig etwas mehr sein.
Denn im Gegensatz zum Vitamin A ist seine Vorstufe völlig ungefährlich. Hat der Körper zuviel davon, dann wandelt er kein Provitamin mehr um, so daß es nicht zu einer Hypervitaminose kommt. Der ungenutzte Überschuß wird im Fettgewebe deponiert. Schlimmstenfalls schimmert er durch die Haut, färbt zuerst Handflächen und Fußsohlen gelblich. Auch das ist gänzlich harmlos und vergeht rasch wieder, sobald weniger Beta-Carotin aufgenommen wird.

Vitamin A: Neue Jugend für die Haut

Was für Beta-Carotin gilt, trifft zum Teil auch für das Vitamin A zu: »Immer mehr epidemiologische Studien zeigen eine umgekehrte Beziehung zwischen dem Krebsrisiko und dem Konsum von Nahrungsmitteln, die Vitamin A enthalten oder seine Vorstufen«, resümiert das Exekutivkomitee für Diät, Ernährung und Krebs beim Nationalen Forschungsrat der USA. Zudem berichtet es von Tierversuchen, die ergaben, daß »eine vermehrte Zufuhr von Vitamin A vor einer Karzinogenese (= Krebsentstehung) in den meisten, wenn auch nicht in allen Fällen zu schützen scheint.«
Dieser Schutz kommt offensichtlich auf andere Weise zustande als beim Beta-Carotin. Vitamin A verhindert vor allem, daß sich chemische Substanzen an das Erbmaterial im Zellkern binden und dadurch die Zelle zwingen, sich ungehemmt zu teilen. Vor einer Selbstbehandlung mit Vitamin-A-Präparaten zur Vorbeugung von Krebs sei jedoch dringend gewarnt. Weil dieses Vitamin fettlöslich ist, wird ein Überschuß davon nicht ausgeschieden, sondern im

Körper gespeichert. Wird zuviel zugeführt, kann eine Hypervitaminose die Folge sein; diese Vergiftung beginnt mit Übelkeit, Brechreiz, Kopfschmerzen. Vitamin-A-Präparate sind zwar auch in hohen Dosen verträglicher, wenn gleichzeitig Vitamin E eingenommen wird. Sie sollten aber nur nach genauer Anweisung eines erfahrenen Arztes angewandt werden. Arzneimittel mit mehr als 10000 I.E. (= Internationale Einheiten) Vitamin A sind daher rezeptpflichtig. Schwangere müssen befürchten, daß es durch längere Zufuhr von extrem Vitamin-A-reichen Nahrungsmitteln zu Mißbildungen des ungeborenen Kindes kommt. Ihnen wird von einer zusätzlichen Vitamin-A-Gabe abgeraten.
Besondere Bedeutung hat Vitamin A bei der Behandlung von Veränderungen der Haut. Vitamin-A-Säure – äußerlich in Creme angewendet – befreit nicht nur junge Leute von den Pusteln und Abszessen der Akne; bei älteren Menschen glättet sie Falten in der Haut, beseitigt Unreinheiten und läßt Altersflecken verblassen. Diese Wirkung beruht auf fundamentalen Funktionen des Vitamins: Es unterhält das reguläre Wachstum der Epithelzellen, setzt Reparaturprozesse nach Schädigungen in Gang und wirkt deshalb auch übermäßiger Verhornung entgegen. Die Kehrseiten: Zum einen reizt Vitamin-A-Säure zu Beginn der Behandlung die Haut derart, daß sie etwa zwei Wochen lang auffällig gerötet ist. Zum anderen hält ihr glättender Effekt nur durchschnittlich sechs Wochen lang an, und die Haut wird lichtempfindlicher. Wer sein verjüngtes Aussehen bewahren will, der muß dann erneut mit der Behandlung beginnen. Anders als beim Einnehmen von Vitamin-A-Präparaten ist diese lokale Behandlung ungefährlich (außer für Schwangere), denn aus der Creme gelangt kaum Vitamin A durch die Haut in den Körper.
Gleichartige Wirkung hat Vitamin A auch auf Epithelzellen

in Organen. Ein Mangel daran führt deshalb zu Veränderungen in den Harnwegen; die Schleimhaut dort wird dicker, und deshalb ist der Abfluß vom Harn gestört, so daß eher Blasensteine entstehen können. Sind die Atemwege davon betroffen, kommt es in Hals, Nase, Rachen, Bronchien – ebenso wie in der sichtbaren Haut – zu einer Störung der Zellreifung. Die feuchten Schleimhäute werden trockener und verlieren an Bedeutung als Barriere, die Krankheitserreger abwehrt und vernichtet. Wem es an Vitamin A mangelt, der erkrankt deshalb leichter an einer Erkältung. Umgekehrt vermag eine ausgewogene Ernährung mit Leber, Butter, Käse (die relativ viel Vitamin A enthalten) sowie mit Obst, Gemüse, Früchten (die reichlich von der Vorstufe Beta-Carotin liefern) vor Schnupfen, Husten, Heiserkeit zu bewahren.

Wer diese Vorbeugung durch Ernährung versäumt hat, der kann den Schutz nachholen, indem er während der »Grippezeit« kurzfristig Präparate mit Vitamin A einnimmt. Es gilt nämlich auch als »anti-infektives Vitamin«, das die körpereigenen Abwehrkräfte in Haut und Schleimhaut stärkt. Besonders wichtig ist es für die sogenannte zelluläre Immunität mittels der Lymphozyten (das sind darauf spezialisierte weiße Blutkörperchen). Mangelt es an Vitamin A, dann sinkt auch ihre Zahl in Thymus, Milz und Haut; wird es zusätzlich eingenommen, werden wieder mehr Lymphozyten gebildet.

Fazit entsprechender Versuche: Eine kurzfristige Überdosis von Vitamin A kann die Abwehrlage des Organismus verbessern, sowohl zur Vorbeugung als auch bei der Behandlung von Infektionskrankheiten. Wer häufig »auf der Nase liegt«, weil er sehr anfällig ist für Infektionen der oberen Atemwege, der sollte mit seinem Arzt über diese Möglichkeit der Orthomolekularen Medizin sprechen.

Vitamin-B-Komplex: Medizin für kranke Nerven

Der Name täuscht: Vitamin-B-Komplex bedeutet keine einheitliche Klasse, die Vitamine B_1 und B_6 und B_{12} sind chemisch und pharmakologisch völlig verschiedene Substanzen. Gemeinsam ist ihnen allerdings eine wichtige Eigenschaft: Die drei sind – unter anderem – unentbehrlich für Stoffwechsel und Funktion des Nervensystems, was sie vereint unter dem Oberbegriff der »neurotropen (= auf die Nerven wirkenden) B-Vitamine.«

Das macht die drei zu wertvollen Mitteln der Orthomolekularen Medizin. Als richtige Nährstoffe in der richtigen Menge – die ein Mehrfaches höher ist als der normale tägliche Bedarf – vermögen sie Schmerzen zu lindern, etwa bei Hexenschuß und auch bei Rheuma, sowie Nervenschäden zu reparieren, vor allem bei der gefürchteten Polyneuropathie.

Diese »Erkrankung mehrerer Nerven«, so die Übersetzung des Begriffes, ist eine Volkskrankheit. Mindestens eine Million Bundesbürger sind, mehr oder weniger schlimm, davon betroffen; die meisten infolge Zuckerkrankheit oder Alkoholmißbrauchs.

Die Polyneuropathie beginnt scheinbar banal mit Empfindungsstörungen wie »Ameisenlaufen« und »Pelzigsein« in den Gliedmaßen. Später bereitet Feinarbeit mit den Fingern zunehmend Schwierigkeiten, etwa das Zuknöpfen, und in den Beinen sitzen derart starke Schmerzen, daß selbst der leichte Druck der Bettdecke unerträglich ist. Letztendlich und unbehandelt kann die Erkrankung der Nerven zu Lähmungen führen.

Soweit muß es nicht kommen. Der Vitamin-B-Komplex vermag die Symptome zu mildern, wenn nicht gar die

Ursache der Polyneuropathie zu beseitigen. Zum Wissen darüber hat ein deutscher Mediziner wesentlich beigetragen, und das ist Professor Helmut Woelk vom Landeskrankenhaus in Gießen.

Er erforschte, was bei der Erkrankung im Körper geschieht. Die fetthaltige Markscheide, die Nerven umhüllt, ist angegriffen, so daß die schwachen elektrischen Signale in ihr nicht mehr ordnungsgemäß weitergeleitet werden. Schuld daran ist eine unmäßige Aktivität bestimmter Enzyme, der Phospholipasen, was wiederum auf eine direkte Einwirkung des Nervengiftes Alkohol bzw. indirekt auf eine Stoffwechselstörung durch Diabetes zurückzuführen ist.

Professor Woelk beobachtete auch genau, wie die drei neurotopen B-Vitamine gemeinsam dagegen wirken: Die zerstörerische Wirkung der Phospholipasen wird wesentlich gehemmt, die Tätigkeit ihrer Gegenspieler drastisch gesteigert; das sind die sogenannten Azyltransferasen, welche die Nervenschäden wieder reparieren und so die Polyneuropathie bessern.

Die Vitamine B_1 und B_6 und B_{12} sind also mehr als Nährstoffe, sie sind auch Medikamente im wahrsten Sinne des Wortes. Das bestätigen sie durch ihre wohltuende Wirkung gegen Schmerzen verschiedener Art. Hochdosiert greift der Vitamin-B-Komplex gleich dreifach in das Geschehen ein. Erstens hemmt er die Rezeptoren für Schmerzreize, so daß diese nicht so stark empfangen werden, wie sie tatsächlich sind. Zweitens bremst er deren Weiterleitung durch die Nervenbahnen hin zum Rückenmark. Drittens behindert er dort die Umschaltung auf Nerven, die zum Gehirn führen, so daß der Schmerz vom Menschen letztendlich abgeschwächt wahrgenommen wird. Dank dieser Dreifachwirkung lindern die drei B-Vitamine nicht nur Nervenschmerzen, die bei Hexenschuß und

Ischias entstehen oder von einer Gürtelrose (= Herpes zoster) zurückbleiben. Sie sind auch hilfreich gegen Muskel- und Skelettschmerzen im Bereich der Wirbelsäule und gegen Schmerzen bei Erkrankungen des »rheumatischen Formenkreises«, zu dem Entzündungen der Gelenke ebenso gehören wie Abnutzungserscheinungen an der Wirbelsäule. Werden die Antirheumatika dagegen mit dem Vitamin-B-Komplex kombiniert, werden die Patienten schon bald die Dosis dieser Medikamente verringern, so daß ihnen unerwünschte Nebenwirkungen erspart bleiben; sie werden auch Tage früher von den Beschwerden befreit sein, so daß sie eher wieder ein normales Leben führen können.

Der Nutzen der B-Vitamine scheint damit noch nicht erschöpft zu sein. Ärzte berichten über gute Erfahrungen mit ihnen bei der Behandlung von Störungen der Leberfunktion, von Kopfschmerzen, von vorzeitiger Ermüdung und Leistungsschwäche. Für diese Beobachtungen aus den Praxen steht die Bestätigung aus größeren klinischen Studien zwar noch aus, aber das kümmert die Patienten wenig, denen der Vitamin-B-Komplex hilft.

Gemeinsam haben sich diese »Nerven-Vitamine« also bestens bewährt, auch jedes für sich ist ein Arzneimittel der Orthomolekularen Medizin.

Vitamin B_1: Ruhe für den »Zappelphilipp«

Vitamin B_1 (= Thiamin) kann eine gute Medizin sein für so manches der Kinder, die als »Zappelphilipp« verschrien sind und deshalb jahrelang eine schwierige Diät einhalten müssen. Das sogenannte Hyperkinetische Syndrom läßt sie nicht stillsitzen und sich nur schwer konzentrieren, macht sie reizbar und aggressiv. Schuld daran sind Substanzen in der Ernährung wie Phosphate und Konservierungsmittel; sie künftig wegzulassen, ist nicht nur kompliziert, sondern auch teuer.

Nicht bedacht wird, daß ein Mangel an Vitamin B_1 dieselben Folgen haben kann, und der ist leider weitverbreitet. Denn viele Kinder kommen ohne Frühstück und ohne Pausenbrot in die Schule; stattdessen geben ihnen die Eltern ein Essensgeld mit, von dem sie mit Vorliebe Süßigkeiten, Pommes frites, Backwaren aus Weißmehl, Limonaden kaufen. Weil diese Nahrungsmittel viel zu wenig Vitamin B_1 enthalten, ist es vielfach nur eine Frage der Zeit, bis der Mangel daran seine Folgen zeigt: Leistungsabfall, Ermüdung, Unleidigkeit, Konzentrationsstörungen, Nervosität.

Was so häufig als Hyperkinetisches Syndrom bezeichnet wird, kann also in Wirklichkeit auch eine Art Neurasthenie infolge Vitaminmangels sein. Diese ist mit Hilfe der Orthomolekularen Medizin rasch und leicht zu heilen: Für den Anfang eine Behandlung mit Vitamin B_1, deren Dauer und Dosis vom erfahrenen Arzt bestimmt wird, um den Mangel daran auszugleichen; für die Zukunft eine ausgewogene Ernährung mit mehr Vollkornbrot, Getreideflocken, Kartoffeln, Hülsenfrüchten, damit das Kind nicht wieder zum »Zappelphilipp« wird.

Anderen Kindern hilft Vitamin B_1 auf ganz andere Weise. Es bewahrt sie davor, mit einem »Wolfsrachen« oder mit einer »Hasenscharte« geboren zu werden. Diese Indikation ist zwar sehr selten, aber ein beeindruckender Beweis für die pharmakologische Wirkung des Nährstoffes.

Die Lippen-Kiefer-Gaumenspalten, wie Ärzte sie nennen, treten gehäuft in manchen Familien auf. Höchstwahrscheinlich entstehen sie durch Störungen im Stoffwechsel und der Sauerstoffversorgung des Ungeborenen. Um diese Mißbildungen zu verhindern, behandelten unter anderem Ärzte der Charité-Klinik in Berlin Frauen, die mit diesem Risiko behaftet waren, auf ungewöhnliche Weise: Sobald die Schwangerschaft feststand, nahmen sie täglich Vitamin B_1 – außerdem Folsäure und Eisen – hochdosiert zu sich, und zwar bis zum Ende des dritten Schwangerschaftsmonats. Diese einfache Maßnahme hatte großen Erfolg. Von insgesamt 132 Frauen brachten 130 ganz gesunde Kinder ohne jede Spaltbildung zur Welt – eindeutig mehr als ohne diese Vorbeugung mit Vitaminen zu erwarten gewesen wären.

Unter den Erwachsenen könnte Vitamin B_1 vor allem den etwa drei Millionen Bundesbürgern helfen, die als alkoholabhängig gelten. Sie sind nämlich nicht nur von der beschriebenen Polyneuropathie bedroht. Bei ihnen nimmt auch das Gehirn Schaden, was sich durch Lähmung der Augenmuskulatur mit Doppeltsehen und Augenzittern ausdrückt; hinzu kommen Verlust der Reflexe, Bewußtseinsstörungen, schlimmstenfalls der Tod. Diese »Wernikke-Enzephalopathie« läßt sich im Frühstadium durch Vitamin B_1 hochdosiert beseitigen. Damit sie erst gar nicht entsteht, plädieren amerikanische Mediziner für eine besondere Form von Vorbeugung: Vitamin B_1 soll alkoholischen Getränken zugesetzt werden.

Vitamin B_2: Wirkt in den Augen

Vitamin B_2 (= Riboflavin) spielt zwar keine herausragende Rolle in der konzertierten Aktion der Vitamine. Es ist dennoch unerläßlich als Bestandteil vieler Enzyme, mit deren Hilfe andere Nährstoffe überhaupt erst zur Wirkung gelangen können. Das gilt sowohl für Vitamine als auch für Spurenelemente. Neuere Forschungen geben Grund zur Annahme, daß Vitamin B_2 beispielsweise erforderlich ist, um im Darm genügend Eisen aus den Nahrungsmitteln aufzunehmen und dadurch die Leistungsfähigkeit des Menschen zu erhalten. Seine vorbeugende Wirkung beweist sich an den Augen. Denn anhaltender Mangel an Vitamin B_2 führt zur Trübung der Linsen, schlimmstenfalls zu Erblindung durch den »Grauen Star«.

Vitamin B_3: Bessert Durchblutungsstörungen

Nikotinamid (= Vitamin B_3) hat anderen Nährstoffen gegenüber einen großen Vorteil: Es ist bereits weitgehend als Medikament anerkannt. Aufgrund der sehr verschiedenen Wirkungen wird es auch gegen unterschiedliche Erkrankungen angewendet.
Bei Störungen im Fettstoffwechsel senkt Nikotinamid den erhöhten Cholesterinspiegel im Blut, schützt dadurch vor Arteriosklerose und deren Folgen, Herzinfarkt, Schlaganfall, Nierenversagen. Diese Wirkung beruht hauptsächlich auf einer sogenannten Lipolysehemmung: Aus dem Fettgewebe werden weniger Triglyceride (das ist eine bestimmte Art von Fetten) freigesetzt, so daß deren Werte im Blut absinken und auch die Leber weniger Cholesterin aufbaut.
Durchblutungsstörungen bekämpft Nikotinamid, indem es die Blutgefäße erweitert. Dieser vasodilatorische Effekt ist besonders wirksam, wenn die Arterien durch Krämpfe der Gefäßmuskulatur verengt sind und das dahinterliegende Gewebe deshalb nicht mehr ausreichend mit Sauerstoff versorgt wird. Das ist zu Beginn einer Migräne ebenso der

Fall wie beim sogenannten Morbus Raynaud, der ebenfalls überwiegend Frauen betrifft: Die Finger werden erst weiß, dann blau und rot, was mit Kribbeln und Schmerzen verbunden ist. Solche Spasmen treten jedoch auch im Umfeld von arteriosklerotischen Stenosen auf (das sind Verengungen der Blutgefäße durch »Verkalkung«); sie können Ursache der heftigen Wadenschmerzen beim »Raucherbein« sein.

Bei Lebererkrankungen benötigt das Organ viel mehr von den Enzymen NAD und NADP, um mit deren Hilfe zerstörte Zellen zu erneuern. Nikotinamid stellt sich in Form dieser beiden Coenzyme der Leber dafür zur Verfügung.

Weil das Vitamin ein derart wirksames Medikament ist, wird vor einer Selbstbehandlung damit gewarnt. Es gehört in die Hand des Arztes. Denn Nikotinamid kann – wie alle anderen wirksamen Medikamente auch – unerwünschte Nebenwirkungen haben, etwa plötzliches Rot- und Heißwerden der Haut (= Flush) durch eine übermäßige gefäßerweiternde Wirkung; andere negative Auswirkungen können Gastritis und Leberschäden sein.

Vitamin B_5: Läßt die Haut besser heilen

Pantothensäure (= Vitamin B_5) gilt zu Recht als »Hautvitamin«. Wird sie als Präparat eingenommen oder mit Creme aufgetragen, fördert sie das Wachstum neuer Epithelzellen in der Oberhaut und die Bildung von Granulat als Narbengewebe. Weil das die Heilung von Wunden beschleunigt, wird Vitamin B_5 bei der Behandlung von Verletzungen und Verbrennungen genutzt – auch bei einem schweren Sonnenbrand.

Pantothensäure wird zudem als »Antistreß-Vitamin« gelobt. Diese Bezeichnung ist aus Versuchen in den USA abgeleitet worden. Sie ergaben, daß bei besonderen Belastungen die Drüsen der Nebennieren nur dann genügend Hormone wie Cortison produzieren, wenn ihnen auch genügend von dem Vitamin B_5 zur Verfügung steht. Als Nutzen für die Praxis wurde gefolgert, daß etwas mehr Pantothensäure hilft, mit Mehrbelastungen bei Streß besser fertig zu werden.

Vitamin B_6: Befreit von Frauenleiden

Vitamin B_6 (= Pyridoxin) spielt als Bestandteil von 60 Enzymsystemen eine eminent wichtige Rolle beim Stoffwechsel vom Eiweiß und der Aminosäuren. Zudem ist es von großem therapeutischem Nutzen in der Orthomolekularen Medizin. Am besten dokumentiert ist seine Wirkung gegen sogenannte Frauenleiden.

Das Prämenstruelle Syndrom (= PMS) ist ein Paradebeispiel dafür. Fast jede zweite Frau, die keine Anti-Baby-Pille anwendet, leidet darunter. Unter Depressionen, Reizbarkeit, Schlaflosigkeit und Lethargie, auch unter Kopfschmerzen, Schwindelgefühl, Brustspannen und Ödemen, die periodisch in der zweiten Hälfte vom Menstruationszyklus auftreten und nach Einsetzen der Regelblutung wieder vergehen – leider nur für kurze Zeit.

Die Ursache des PMS ist nicht genau geklärt; höchstwahrscheinlich beruhen die Beschwerden auf einer Störung der sogenannten Neurotransmitter, die Signale von Nerv zu Nerv übertragen. Als Gegenmittel bewährt hat sich Vitamin B_6, das über das Coenzym PALP maßgeblich beteiligt ist an der Herstellung dieser Überträgersubstanzen.

Eine Probe auf's Exempel machten britische Mediziner. Sie

behandelten PMS-Patientinnen ausschließlich mit diesem Vitamin, allerdings sehr hoch dosiert. Bei nahezu allen zeigte es Wirkung, insbesondere gegen Depressionen, Ödeme, Reizbarkeit, Kopfschmerzen, Brustspannen. An die 60 Prozent der Frauen sind seitdem geheilt vom Prämenstruellen Syndrom; bei weiteren 20 Prozent ist es wesentlich erträglicher geworden.

Gegen Migräne ist Vitamin B_6 ebenfalls hilfreich. Regelmäßig zur Vorbeugung eingenommen, verringert es die Häufigkeit der Anfälle und mindert deren Beschwerden, falls sie dennoch auftreten. Auch diese Wirkung soll über einen normalisierenden Einfluß auf Neurotransmitter im Nervensystem zustandekommen, vermutlich auf Serotonin.

Das sogenannte Karpaltunnel-Syndrom ist eine Krankheit, die überwiegend bei Frauen in den mittleren Jahren auftritt. Es entsteht, wenn ein Nerv im Handgelenkstunnel eingeklemmt wird; das führt zu Mißempfindungen wie Prikkeln, Kribbeln, Pelzigsein in den drei äußeren Fingern, zu Schmerzen in der ganzen Hand und schließlich zu einer gewissen Steifheit. Bislang half dagegen nichts anderes als eine Operation, die den eingeklemmten Nerv vom Druck befreite. Sie ist heute erst dann nötig, wenn folgende Behandlung fehlschlägt: Mindestens zwölf Wochen lang täglich Vitamin B_6 in einer Dosierung von 50 bis 300 Milligramm (das ist das 25- bis 150fache des normalen Bedarfs). Dadurch bessert sich das Nervenleiden häufig ebenso gut wie durch eine Operation, versicherte Professor John Marion Ellis aus Mt. Pleasant (US-Bundesstaat Texas) auf einer speziellen »Vitamin B_6-Konferenz«, zu der die New Yorker Akademie der Wissenschaften Mediziner aus aller Welt eingeladen hatte.

Auf diesem Treffen der Experten wurde außer den genannten Anwendungen zur Therapie noch eine Möglichkeit zur Vorbeugung bekannt: Zusätzliches Vitamin B_6 verringert die Ausscheidung von Oxalsäure über die Nieren und dadurch das Risiko, daß aus ihren Kristallen Nierensteine entstehen.

Vitamin B_{12}: Balsam für die Psyche

Vitamin B_{12} (= Cyanocobalamin) ist unabdingbar für ein gesundes Nervensystem und auch für ein normales Blutbild. Fehlt es an ihm, kommt es zu einer der klassischen Vitaminmangelkrankheiten, zur »perniziösen Anämie« mit einer Unzahl unreifer roter Blutkörperchen.
Einen neuen Stellenwert gewinnt ein Mangel an diesem Vitamin durch Untersuchungen amerikanischer Neurologen. Sie ergaben: Lange bevor Abweichungen im Blutbild erscheinen, treten neuropsychiatrische Störungen auf. Bereits ein sehr geringes Defizit führt zu Schwächezuständen, Stimmungsschwankungen, Gedächtnisverlust, Veränderungen der Persönlichkeit, Erschlaffung der Muskulatur und Bewegungsstörungen der Gliedmaßen. Weil sehr viele Patienten über solche Beschwerden klagen und weil Ärzte allzu häufig die Ursache dafür nicht entdecken können, wird empfohlen, ungeklärte Symptome dieser Art allemal mit Vitamin B_{12} zu behandeln. Das kann nur helfen – Komplikationen selbst durch stärkere Überdosierungen sind äußerst selten. Solch ein Mangel droht vor allem Menschen mit einem kranken Magen, der zudem durch eine Operation verkleinert oder im Laufe des Alters verändert worden ist. Infolgedessen wird von seiner Schleimhaut weniger vom »intrinsic factor« abgesondert, ohne den kein Vitamin B_{12} aus der Nahrung durch die Darmwand ins Blut

aufgenommen werden kann. Dieser Mangel an dem Faktor aus dem Magen ist auch die eigentliche Ursache für die perniziöse Anämie, die früher stets tödlich endete. Heute ist mit ihr ein quasi normales Leben möglich, wenn das fehlende Vitamin B_{12} regelmäßig direkt ins Blut injiziert wird. In diesem Zusammenhang eine Entwarnung. Es stimmt zwar, daß Frauen, die regelmäßig die Anti-Baby-Pille anwenden, einen niedrigen Vitamin-B_{12}-Spiegel im Blut haben; es wird mehr davon verbraucht, um die Östrogenhormone abzubauen. Es ist aber bis heute kein einziger Fall von perniziöser Anämie bekannt, der auf diese Wirkung der »Pille« zurückzuführen ist. Wahrscheinlicher ist, daß neuropsychiatrische Symptome eher auftreten.

Folsäure: Die Pille zur »Pille«

Folsäure ist im Körper eng verbunden mit dem Vitamin B_{12}. Mangelt es an dem einen, führt das zum Fehlen vom anderen und zu sehr ähnlichen Folgen; Mangel an reifen roten Blutkörperchen gehört ebenso dazu wie die neuropsychiatrischen Beschwerden. Mit Folsäure ist, wie jüngste Untersuchungen ergaben, ein Teil der deutschen Bevölkerung schlecht versorgt. Eine Ursache dafür kann ebenfalls die Anti-Baby-Pille sein, wenngleich auf andere Weise: Ihre Östrogenhormone hemmen die Aufnahme von Folsäure im Dünndarm, vermindern ihre Verwertung und beschleunigen ihren Abbau. Bis zu 40 Prozent der Frauen, welche die »Pille« anwenden, sollen deshalb zuwenig Folsäure im Blut haben. Ihnen wird geraten, täglich nicht nur ein Medikament einzunehmen, sondern zwei: Zuerst die Pille mit den empfängnisverhütenden Hormonen, dann eine Tablette mit Folsäure (Folarell, aus der Apotheke).

Das hat noch einen anderen guten Grund. Mangel an Folsäure, verbunden mit dem an Vitamin B$_{12}$, kann zu Störungen der Funktion der Eierstöcke führen, sogar in relativ kurzer Zeit zu Unfruchtbarkeit. Dieser wenig bekannte Zusammenhang könnte die Ursache dafür sein, daß manche Frauen nach Absetzen der Anti-Baby-Pille sehr lange auf ihr Wunschkind warten müssen. Eine vorsorgliche Zufuhr von Folsäure kann das verhindern. Sie wird von der Weltgesundheitsorganisation ohnehin empfohlen, wenn eine Frau schwanger ist. Dann nämlich steigt ihr Bedarf an Folsäure um 100 Prozent. Er kann allein durch die Ernährung nicht sicher gedeckt werden, weil bei der Zubereitung viel von dem Vitamin zerstört und weil aus dem Darm nur ein Teil davon aufgenommen wird. Tägliche Zufuhr von Folsäure ist erforderlich für Mutter und Kind, verhindert Fehlgeburten und möglicherweise auch Mißbildungen wie Spina bifida (das ist ein nicht geschlossener Spalt in der Wirbelsäule).

Biotin: Macht Fingernägel hart

Biotin war jahrelang eine unbekannte Größe. Man wußte von diesem Vitamin – das zur B-Gruppe gerechnet wird – nur soviel, daß Genuß von rohen Eiern nicht schadet, solange der Körper über genügend Biotin verfügt. Mittlerweile ist bekannt, daß es in jeder Zelle vorhanden und dort an lebenswichtigen Prozessen des Stoffwechsels beteiligt ist; das macht Biotin zu einem Mittel der Orthomolekularen Medizin.
Bakterien im Darm produzieren Biotin für den Eigenbedarf; der Rest wird Nahrungsmitteln entnommen, die reichlich davon enthalten – Leber, Niere, Eigelb, Sojabohnen, Hafer-

flocken, Weizenkeime, Karotten. Ein Mangel daran ist deshalb selten. Er macht sich an der Haut und deren Anhangsgebilden bemerkbar durch Entzündungen und Ekzeme, Haarausfall und brüchige Fingernägel. Auch Talgdrüsen, Blutzellen, Nervengewebe werden in Mitleidenschaft gezogen.

Sehr viel Biotin konnte in Krebsgeschwülsten nachgewiesen werden. Dieser Befund gab Anlaß zu einem ungewöhnlichen Therapieversuch: Die Patienten verzehrten große Mengen von Eiklar, für dessen Verstoffwechslung viel Biotin benötigt wird; dadurch sollte das Vitamin den Tumoren entzogen und deren Wachstum gehemmt werden. Diese Wirkung blieb leider aus.

Fünf Verwandte der B-Vitamine

Soweit die B-Vitamine, die von der Wissenschaft anerkannt sind. Daneben gibt es noch Substanzen, die zwar nicht alle Kriterien dafür erfüllen, aber sehr enge Verwandte sind.

Cholin ist der aktive Faktor vom Lezithin, das von der Leber hergestellt wird. Als solcher ist es beteiligt am Aufbau von Zellen, auch in den »kleinen grauen Zellen« des Gehirns enthalten. Es unterstützt den Stoffwechsel der Fette, verhindert deren Ablagerungen in Leberzellen und Arterienwänden, wirkt dadurch Fettleber und Arteriosklerose entgegen.

Inosit gilt als ein »Wuchsstoff«. Ein Mangel daran führt zu Wachstumsstörungen und auch zu Haarausfall. Ein Mehr davon wird genutzt bei der Behandlung von Lebererkrankungen, Schlafstörungen, Angstzuständen.

Bioflavionide (einst Vitamin P) sind Wirkstoffe aus Pflanzen in der Ernährung. Sie hemmen Entzündungen und allergische Reaktionen. Sie bewahren Vitamin C davor, zu früh oxydiert und dadurch unwirksam gemacht zu werden. Zu ihnen gehört auch das Rutosidum, das unter anderem die zarten Wände der Kapillaren stärkt.

Para-Amino-Benzoe-Säure (= PABA) ist ein wichtiger Bestandteil der Folsäure. Wegen einer Besonderheit wird sie eigens aufgeführt als »Sonnenschutz-Vitamin«. PABA ist nämlich ein guter Filter, der auf empfindliche Haut aufgetragen wird und diese vor Schäden durch die ultraviolette Sonnenstrahlung bewahrt. In höheren Dosen soll das Vitamin heilsam sein gegen Ekzeme und gegen die »Weißfleckenkrankheit« Vitiligo, bei der an umgrenzten Stellen der Haut die Pigmente fehlen. Zudem ist PABA ein Konservierungsstoff, der viele positive Eigenschaften hat und nicht überwiegend negative wie andere Substanzen dieser Art.

Vitamin B_{15} (= Pangamsäure) wurde erst im Jahre 1950 entdeckt. Seine wichtigste Wirkung beruht darauf, daß es den Sauerstoffumsatz in Gewebezellen anregt. Das hilft beispielsweise der Leber, besser mit Giften sowie mit Zellschäden bei Hepatitis und Zirrhose fertigzuwerden. Das verbessert auch bei Durchblutungsstörungen im Herzmuskel die Sauerstoffversorgung von Zellen derart, daß die Schmerzen der Angina pectoris, die ja durch Mangel an Sauerstoff ausgelöst werden, seltener und schwächer werden können.

Vitamin C: Immer neue Nutzen

Was Vitamin C betrifft, müssen alte Lehrbücher zum großen Teil neu geschrieben werden. Erfahrungen, Versuche, Forschungsarbeiten haben in den letzten Jahren das Wissen darüber verändert und erweitert.

Das beginnt bereits beim täglichen Bedarf, also mit der Angabe, wieviel Vitamin C der Organismus benötigt, um alle Aufgaben erfüllen und die Gesundheit erhalten zu können. 75 Milligramm pro Tag hält die Deutsche Gesellschaft für Ernährung noch immer für ausreichend. Dieser Wert ist überholt. Er stammt noch aus der Zeit, in der als Maßstab die Verhütung von Skorbut galt, von Schäden am Bindegewebe mit Blutungen und Zahnausfall. 100 bis 200 Milligramm pro Tag halten heute Experten für erforderlich, um den täglichen Bedarf an Vitamin C zu decken. Denn seine Funktion sind vielfältiger als vor Jahrzehnten bekannt gewesen ist.

Vitamin C ist zwar nach wie vor ein klassisches Vitamin, unverzichtbar für verschiedene Enzyme und damit für den Ablauf vieler lebenswichtiger Prozesse. Vitamin C gewinnt aber zunehmend Bedeutung als sogenanntes Antioxidans und ist als solches ungemein wichtig zur Verhütung von Krankheiten.

Simpel erklärt: Es fängt stark oxidierende Substanzen – die bereits beschriebenen Freien Radikale – ab, wobei es selbst zersetzt wird, jedoch Schäden von Zellen und Geweben abwendet. Diese Aufgabe teilt es sich mit Beta-Carotin und Vitamin E. Jedes wirkt auf seine Weise, Vitamin C offensichtlich besonders gut. Das läßt sich aus einem Versuch amerikanischer Biochemiker schließen. Sie filterten aus einer Blutprobe dieses Vitamin ganz heraus, beließen Vitamin E. Sobald das »große C« fehlte, stürzten sich Freie Radikale auf Erbmaterial, Eiweißstoffe, Blutfette und richteten nachweisbar Schäden an; das endete schlagartig, als der Blutprobe wieder Vitamin C zugesetzt worden war.

Diese antioxidative Wirkung ist der gemeinsame Nenner

für viele Aktivitäten vom Vitamin C. Von großer Wichtigkeit sind die Stärkung des Immunsystems und der Schutz vor Krebsauslösern, das Entgiften von Zigarettenrauch und das Beseitigen von Schadstoffen aus der Umwelt. Auf dieselbe Weise vermag Vitamin C auch, die Trübung der Augenlinsen durch den »Grauen Star« zu verhüten und das Fortschreiten der »Schüttellähmung« beim Parkinson-Syndrom zumindest zu verzögern.

Für die Funktion als Antioxidans sind 75 Milligramm Vitamin C nicht genug; mindestens die doppelte Dosis pro Tag ist erforderlich, wurde anhand der Daten aus dem Versuch mit der Blutprobe errechnet.

Wer regelmäßig soviel Vitamin C zu sich nimmt, der verringert sein Risiko, an Krebs zu erkranken; in noch höherer Dosierung hilft es Krebskranken, die Nebenwirkungen der Therapie mit Medikamenten und Bestrahlungen besser zu ertragen und unterstützt den Körper dabei, wieder gesund zu werden. Das ist der neuentdeckten Funktion als Antioxidans ebenso zu verdanken wie seiner Wirkung als klassisches Vitamin. Es wirkt nämlich über vier sehr verschiedene Mechanismen gegen Krebs.

Erstens: Es fängt Freie Radikale ab. Deshalb bleibt die äußere Membran der Zellen stabil, krebserregende Substanzen (= Cancerogene) können nicht bis zum Erbmaterial im Zellkern vordringen.

Zweitens: Es verhindert, daß im Körper selbst Cancerogene entstehen. Am besten belegt ist das am Beispiel der sogenannten Nitrosamine. Ein Ausgangsstoff für sie ist Nitrat, das über Pökeln von Fleisch und Kunstdünger der Pflanzen ins Essen gelangt und von Bakterien im Speichel in Nitrit umgewandelt wird; der andere sind Amine, die als Bestandteile vom Eiweiß in sehr vielen Lebensmitteln enthalten sind. Sowohl Nitrat als Amine sind für sich harmlos.

Treffen sie jedoch im Magen zusammen, entstehen aus ihnen die hochgiftigen Nitrosamine – falls nicht genügend Vitamin C zur Stelle ist, um diesen Vorgang zu unterdrükken. Ein Beweis für Krebsschutz auf diese Weise ist durch Erhebungen des Deutschen Krebsforschungszentrums Heidelberg dokumentiert: In den vier Regionen Bayerns, in denen überdurchschnittlich viele Patienten an Magenkrebs erkranken, nehmen die Bewohner unterdurchschnittlich viel Vitamin C zu sich.

Drittens: Es verstärkt die Tätigkeit bestimmter Enzyme in der Leber, die Giftstoffe abbauen – auch krebserregende Substanzen.

Viertens: Vitamin C regt die Zellen des Immunsystems zu größerer Aktivität an und hält sie auch länger in Funktion, indem es die Freien Radikale von ihnen abhält. Deshalb können die sogenannten Phagozyten und Lymphozyten die Krebszellen, die immer wieder einmal im Körper eines jeden Menschen entstehen, sofort zerstören und verhindern, daß sie zu einer bösartigen Geschwulst wuchern.

Dieser Grundsatz von der immunstimulierenden Wirkung des Vitamin C war lange Zeit umstritten. Heute gibt es genügend Beweise dafür; auch dafür, daß Vitamin C in hoher Dosierung vor einer Erkältung schützen kann.

Einer der letzten diesbezüglichen Versuche wurde an der Universität des amerikanischen Bundesstaates Wisconsin durchgeführt. Die Testpersonen nahmen zur »Grippezeit« viermal täglich jeweils 500 Milligramm Vitamin C zu sich, insgesamt zwei Gramm. Die eine Hälfte von ihnen war nun gefeit gegen Viren, blieb ganz gesund. Die andere Hälfte bekam zwar eine Erkältung, hatte aber viel weniger unter Schnupfen zu leiden und wurde schneller gesund als die Angehörigen einer Vergleichsgruppe, die kein Vitamin C erhalten hatten – und allesamt erkältet waren.

In weitaus ernsteren Fällen bewährte sich diese Stimulierung des Immunsystems. So erhielten Patienten mit Infektionen durch unbekannte Viren derart hohe Dosen von Vitamin C, daß sie zwar Durchfall bekamen, aber bald wieder geheilt waren. Und AIDS-Kranken, deren Immunsystem darniederliegt, bietet dieselbe Vitamin-Therapie Anlaß zu einer gewissen Hoffnung, nicht Opfer von ansonsten harmlosen »opportunistischen Keimen« zu werden, die bei ihnen unter anderem schwerste Pilzerkrankungen und tödliche Lungenentzündungen auslösen.

Die Liste der Verdienste vom Vitamin C um die Gesundheit des Menschen ist sehr viel länger. Die meisten von ihnen sind zur Selbstverständlichkeit geworden, einige Wirkungen sollten hervorgehoben werden.

Vitamin C ist unersetzlich für den Aufbau vom Kollagen, das mit Knochen, Knorpel, Zahnbein, Bindegewebe gewissermaßen das Gerüst des menschlichen Körpers bildet. Mangel daran läßt die Wände der Blutgefäße brüchiger werden; eine Folge dessen ist Zahnfleischbluten als bekanntestes Symptom der klassischen Vitamin-C-Mangelkrankheit Skorbut. Darüberhinaus werden alle Gewebe im Körper durchlässiger, was den Menschen anfälliger macht für Infektionen, Arthritis, Krebs.

Vitamin C verbessert die Blutfette. Männer, die dreimal täglich jeweils ein Gramm davon einnahmen, hatten nach drei Wochen weniger von dem schädlichen LDL-Cholesterin, das sich in den Arterien ablagert, dafür mehr von dem nützlichen HDL-Cholesterin im Blut, das einer Arteriosklerose entgegenwirkt und Ablagerungen sogar teilweise wieder rückgängig machen kann. Der Ansatzpunkt für diese Wirkung als »selektiver Cholesterinsenker« liegt in der Leber. Vitamin C aktiviert hier ein Enzym, das mehr Blutfette in Gallensäuren umwandelt.

Vitamin C wirkt einer Allergie entgegen. Als ein natürliches Antihistaminikum vermindert es die Freisetzung von dem Gewebshormon Histamin, das die typischen Symptome auslöst. Weil diese Wirkung in den oberen Atemwegen am besten ist, kann in leichteren Fällen von Heuschnupfen das regelmäßige Einnehmen von Vitamin C genügen, um ohne verstopfte Nase und juckende Augen durch die Pollen-Saison zu kommen.

Vitamin C entgiftet den Zigarettenrauch. Es macht darin enthaltene Substanzen wie Zyanide, Formaldehyd, Acetaldehyd, Nitrosamine teilweise unschädlich und hilft dadurch, die Atemwege gesund zu erhalten. Das ist sicher nur einer der Gründe dafür, warum Raucher viel mehr von diesem Vitamin verbrauchen; die anderen werden in einer Steigerung des Stoffwechsels und in zusätzlicher Bildung von Streßhormonen vermutet. Tatsache ist: Je mehr Zigaretten ein Mensch raucht, desto größer ist sein Defizit an Vitamin C und desto dringlicher eine vermehrte Zufuhr davon – am besten mit entsprechenden Präparaten, weil aus der Nahrung allein dieser Mehrbedarf nicht sicher zu decken ist.

Vitamin C schützt nicht nur vor Infektionen, sondern hilft auch, deren Folgen zu bekämpfen. Ein Beispiel dafür ist die Behandlung von Hepatitis B. Bei dieser Form von Leberentzündung hat es erwiesenermaßen eine stabilisierende Wirkung: Solange Vitamin C in hohen Dosen zugeführt wird, schützt es Leberzellen vor der Zerstörung; sobald es abgesetzt wird, gehen viel mehr von ihnen zugrunde.

Vitamin C befreit den Körper von Schadstoffen aus der Umwelt. Unter anderem von Blei, das schon in relativ geringen Mengen verschiedenste Beschwerden bewirkt, wie Schmerzen im Rücken und in Gelenken, auffällige Blässe des Gesichtes, Verstopfung, Menstruationsstörungen,

Schlaflosigkeit, erhöhte Anfälligkeit für Infektionen. Gegen dieses Umweltgift hilft Vitamin C gleich zweifach gut. Direkt, indem es mit dem Blei vom Körper ausgeschieden wird. Indirekt, indem es die Aufnahme von Eisen vermehrt, wodurch im Gegenzug das Ablagern von Blei und auch von Cadmium verringert wird.

Übrigens: Die Verbesserung der Resorption von Eisen durch Vitamin C ist besonders nützlich für Frauen mit einem Mangel an diesem Spurenelement. Außer Eisen-Tabletten zu schlucken, sollten sie auch Vitamin C einnehmen. Es verändert im Darm die Chemie des Eisens, überführt es von einer dreiwertigen in die zweiwertige Form, von der ein Mehrfaches ins Blut gelangt.

Es sind hauptsächlich diese prophylaktischen und therapeutischen Wirkungen, die Vitamin C so wertvoll machen für die Orthomolekulare Medizin. Erleichtert wird seine Anwendung durch das Fehlen bedenklicher Nebenwirkungen – einmal abgesehen vom leicht abführenden Effekt, der durch eine irritierende Wirkung auf den Darm zustandekommt, jedoch mild und harmlos ist. Die einzige Ausnahme von dieser Regel betrifft Menschen mit gestörter Nierenfunktion; Oxal als ein Stoffwechselprodukt vom Vitamin C könnte bei ihnen Nierensteine bilden. Ansonsten sind selbst Megadosen von zehn Gramm und mehr pro Tag erwiesenermaßen unschädlich. Vitamin C ist wasserlöslich – was zuviel für den Körper ist, das scheidet er mit dem Urin wieder aus.

Vitamin D: Für die Knochen, gegen Krebs

Das Vitamin D kennen alle Mütter. Kleinkinder erhalten es vorbeugend, damit sie nicht an Rachitis erkranken, keine

verkrümmte Wirbelsäule und keine O-Beine davontragen. Dieses Vitamin reguliert nämlich den Gehalt von Kalzium und Phosphat im Blut und sorgt dafür, daß für die Knochen stets genügend Baustoff zur Verfügung steht. Es wird entweder in Form einer Stoßtherapie in der sechsten Woche oder im sechsten Monat verabreicht oder das ganze erste Lebensjahr hindurch. Diese Prophylaxe kann, muß jedoch nicht unbedingt während der Wintermonate des zweiten Lebensjahres fortgesetzt werden. Denn wenn die Sonne seltener scheint, besitzt der Körper auch weniger Vitamin D.
Diese Tatsache erklärt sich aus seiner Entstehung. Das Vitamin wird nicht nur mit Nahrungsmitteln wie Eier und Fisch (Lebertran!) aufgenommen, sondern vom Körper selbst gebildet. Das geschieht in einer Art Kettenreaktion. Sie beginnt in der Haut, wo die Ultraviolett-Strahlung der Sonne aus einem Abkömmling vom Blutfett Cholesterin eine Vitamin-Vorstufe bildet; sie führt über die Leber, in der diese Verbindung umgewandelt wird, und endet in der Niere, in der die eigentlich wirksame Form entsteht – das 1,25 Dihydroxy-Vitamin D_3. Wer Vitamin D sagt, der meint diese Substanz.
Sie sollte nicht nur Babys verabreicht werden. Auch deren Mütter haben sie nötig, weil sie während der Schwangerschaft mehr davon benötigen; nehmen sie derweil regelmäßig mehr Vitamin D zu sich, werden ihre Kinder gesunde Zähne mit festerem Schmelz haben und seltener unter Krämpfen leiden. Und ältere Frauen brauchen höhere Dosen, um dem gefürchteten Bruch des Oberschenkelhalsknochens zu entgehen. Bei vielen von ihnen sind ohnehin die Knochen nach den Wechseljahren brüchiger; zudem bildet die Haut im Alter weniger von der Vitamin-Vorstufe. Das bedingt Störungen im Stoffwechsel der Knochenzel-

len, begünstigt Knochenbrüche, wie die Untersuchung einer deutschen Universitätsklinik bestätigt: Allen alten Damen, die während des Winters mit einem Oberschenkelhalsbruch eingeliefert wurden, mangelte es an Vitamin D. Empfehlenswert für sie ist deshalb die gleiche Vorbeugung wie bei Neugeborenen: Zusätzlich Vitamin D einnehmen, zumindest in Herbst und Winter. Während der Einnahme ist eine regelmäßige Kontrolle des Kalzium-Haushaltes notwendig.

Vitamin D kann noch viel mehr. Erst in den letzten Jahren wurde entdeckt, daß es pharmakologische Wirkungen im Sinne der Orthomolekularen Medizin hat. Es kann mit einem seiner Abbaustoffe, mit dem Alphacalcidol, erhöhten Blutdruck senken. Es reguliert das Wachstum von Zellen, hemmt deren übermäßige Teilung; das macht es interessant als neue Möglichkeit zur Behandlung der Schuppenflechte sowie zur Vorbeugung und zur unterstützenden Therapie bestimmter Krebskrankheiten.

Anlaß gab ein Blick amerikanischer Mediziner auf eine Landkarte: Im sonnigen Süden der USA gibt es nicht einmal halb soviele Fälle von Darmkrebs wie in den trüberen Nordstaaten, in denen zudem Smog von der Industrie einen Teil der ultravioletten Strahlung von den Menschen abhält. Dieser »deutliche proportionale Zusammenhang zwischen Sonnenlicht und Kolonkarzinom«, wie man ihn nannte, beruht ganz offensichtlich darauf, daß Vitamin D nicht nur Rachitis verhindert, sondern auch Darmkrebs. Warum das gerade bei dieser Krebsart so eindeutig geschieht, wird zur Zeit noch untersucht. Entweder wirkt das Vitamin direkt auf die Membran der Zellen und verhindert dadurch, daß sie sich unkontrolliert teilen. Oder es wirkt indirekt durch ausreichende Aufnahme von Kalzium. Dieses Spurenelement unterdrückt in der Haut entzündliche

Reaktionen; möglicherweise tut es ähnliches bei Darmzellen, so daß diese nicht anomal reagieren auf Schadstoffe aus der Nahrung oder auf Giftstoffe von Bakterien, wenn die Zusammensetzung der »Darmflora« verändert ist.
Von seiner unterstützenden Wirkung gegen Brustkrebs ist etwas mehr bekannt. In vier von fünf Fällen von Mammakarzinom tragen dessen entartete Zellen spezielle Empfangsstationen (= Rezeptoren) für das Vitamin D. Diesem Wink der Natur sind Wissenschaftler gefolgt. Zunächst mit In-vitro-Versuchen mit Krebszellen im Reagenzglas. Sie ergaben, daß sich das Molekül des Vitamins an die Rezeptoren auf der Oberfläche dieser Zellen anlagert, von dort aus sowohl die übermäßige Teilung hemmt als auch normales Wachstum fördert. Daraufhin folgten Versuche an Patientinnen, die sich freiwillig dazu bereit erklärt hatten. In ihnen bestätigte sich diese Wirkung: Von den Frauen, die nach Operation und Bestrahlung zusätzlich mit Vitamin D behandelt wurden, blieben mehr als 70 Prozent länger als zweieinhalb Jahre gesund (so lange ist die Studie gelaufen); von den Patientinnen, die nicht dieses Adjuvans erhielten, erlitten mehr als 60 Prozent einen Rückfall. Zur Zeit laufen weitere Untersuchungen, um Wirkung und Wert des Vitamins in dieser Anwendung noch genauer zu erforschen.
Die Schuppenflechte ist Folge einer Störung bei der Bildung von Zellen in der Haut. Sie teilen sich zu rasch, reifen nicht aus, lassen viel zu viele silbrigweiße Schuppen entstehen, die zusammen mit Hautrötungen den betroffenen Menschen entstellen können. Gegen diese Psoriasis bietet das Vitamin D einen neuen Therapieansatz: Es normalisiert Entwicklung und Reifung der Hautzellen, läßt Schuppen und Rötung verschwinden. Beweise dafür haben Dermatologen in Dänemark und in den USA bereits

erbracht. Vitamin D, mit Creme aufgetragen oder in Kapseln eingenommen, verhalf binnen einiger Wochen den meisten Patienten zu einer reinen, schönen Haut; bei den anderen besserte sich deren Beschaffenheit eindeutig. Ein Versuch mit 150 Patienten läuft schon länger als vier Jahre, zu ihrer vollster Zufriedenheit, ohne jegliche Nebenwirkung. Heilen jedoch kann auch Vitamin D die Psoriasis nicht, weil deren Ursache unbekannt ist; wird das Medikament abgesetzt, erscheint deshalb nach kurzer Zeit die Schuppenflechte wieder.

So verlockend diese ebenso einfache wie wirkungsvolle Therapie der Hautkrankheit auch ist – sie muß vom Arzt verordnet und kontrolliert werden. Selbstmedikation mit Vitamin D kann zu Schäden führen. Ein Übermaß, mit Präparaten aufgenommen, macht sich anfangs durch Schwäche, Erbrechen, Durchfall bemerkbar; auf Dauer drohen Nierenschäden sowie Arterienverkalkung mit dem erhöhten Risiko eines Herzinfarkts. Beim Sonnenbaden dagegen entsteht kaum zuviel Vitamin D, wenngleich dem Körper sehr wenig Strahlung genügt, um seinen Bedarf daran zu decken: wer sich zwei- bis dreimal wöchentlich jeweils 10 bis 15 Minuten lang mit unbedecktem Gesicht, bloßen Händen und Unterarmen im Freien aufhält, der bekommt genug davon – selbst dann, wenn nicht einmal die Sonne scheint.

Vitamin E: Hält Herz und Arterien gesund

Die »Karriere« des Vitamin E ist typisch für so manches Heilmittel aus der Natur. Erst ein kaum beachtetes »Mauerblümchen«, zwischenzeitlich überschwenglich und teils unkritisch zum »Alleskönner« hochgelobt, endlich Gegenstand seriöser wissenschaftlicher Forschung. Deren Ergebnisse sind aufregend genug. Sie geben begründeten Anlaß zu der großen Hoffnung, daß Vitamin E die Arteriosklerose bereits in ihren Anfängen verhindern kann. Diese Wirkung ist besser zu verstehen, wenn man die daran Beteiligten und deren Anteil kennt.

Erstens: Das LDL-Cholesterin; LDL ist die Abkürzung von »low density lipoprotein«, was soviel bedeutet wie locker gepacktes Blutfett. Es ist im Körper eines jeden Menschen vorhanden und bis zu einer gewissen Menge auch vonnöten. Ein zu hoher LDL-Cholesterinspiegel jedoch ist ein Risikofaktor für Arteriosklerose.

Zweitens: Das Vitamin E. Als fettlösliches Vitamin schützt es vor allem die fetthaltige Membran, die jede Zelle einhüllt, und auch das LDL-Cholesterin vor den Attacken der schon häufig genannten Freien Radikale. Solange genügend vom Vitamin E vorhanden ist, bleibt das LDL-Cholesterin unverändert und der Mensch gesund. Mangelt es an diesem Vitamin, und ist zuviel vom LDL vorhanden, wird es von Freien Radikalen angegriffen. Mit diesem Cholesterin geschieht dasselbe wie mit jedem anderen Fett – es oxidiert und wird ranzig.

Drittens: Die Makrophagen, die als sogenannte Freßzellen ein wichtiger Bestandteil des Immunsystems sind. Sie sind vor allem zur Abwehr von Krankheitserregern und Schadstoffen bestimmt; wenn jedoch LDL-Cholesterin bei Mangel von Vitamin E verändert wird, stürzen sie sich auch auf dieses »ranzige Fett«. In ihrem Bemühen, es unschädlich zu machen, bilden sie zusätzliche Freie Radikale. So kommt ein Teufelskreis in Gang: Immer mehr LDL-Cholesterin wird ranzig, zieht immer mehr Makrophagen an; aus diesen entstehen immer mehr sogenannte Schaumzellen, die sich in die Innenwand von Arterien einlagern und mit denen die Arteriosklerose beginnt. Die Schaumzellen sind gewissermaßen die Grundsteine für Herzinfarkt, Raucherbein, Schlaganfall.

Diese Erkenntnis der Grundlagenforschung bestätigt ein Befund aus der Praxis: Menschen mit einem niedrigeren Vitamin-E-Spiegel haben ein viermal höheres Risiko, an der Koronaren Herzkrankheit zu sterben als solche mit reichlich Vitamin E im Blut. Die Wahrscheinlichkeitsrechnung stützt sich auf Daten aus dem »Monica«-Projekt der Weltgesundheitsorganisation (»Monica« steht für den englischen Begriff »monitoring cardiovascular diseases«, auf deutsch: »Überwachung von Herz-Kreislauf-Krankheiten«). Daran beteiligt sind Männer mittleren Alters aus 16 Staaten, aus der Bundesrepublik etwa 6000 Mann aus Augsburg und Umgebung. Anhand ihrer Krankengeschichten und ihrer Blutwerte konnte ein noch differenzierterer Zusammenhang zwischen Vitaminmangel und den Folgen der Arteriosklerose nachgewiesen werden: Fehlt es einem Mann an Vitamin E und auch an Vitamin A, wird er mit 73prozentiger Wahrscheinlichkeit einen Infarkt erleiden; kommt noch ein Mangel an Vitamin C und Beta-Carotin hinzu, steigt dieses Risiko auf 89 Prozent.

Vitamin E ist von größter Wichtigkeit für ein gesundes Herz. Wegen dieser Feststellung ist zwar die gängige Lipid-Theorie von der Entstehung der Arteriosklerose nicht überholt – ein zu hoher Cholesteringehalt des Blutes gilt unverändert als Gefahrenzeichen. Sie muß aber um einen Faktor erweitert werden: Zur Vorbeugung der Arteriosklerose kommt es nicht länger nur darauf an, erhöhte Blutfette und zu hohen Blutdruck zu senken, sondern auch für genügend Nährstoffe zu sorgen, insbesondere für Vitamin E. Erste Versuche in dieser Richtung hat es bereits gegeben. Bei Männern mit Hypercholesterinämie (so wird ein viel zu hoher Cholesteringehalt des Blutes genannt) erreichten Gaben von 1000 Milligramm Vitamin E pro Tag, daß weniger LDL-Cholesterin »ranzig« wurde und daß weniger Schaumzellen entstanden.

Übrigens: 1000 Milligramm sind mehr als das 80fache der Tagesdosis von Vitamin E, die von der Deutschen Gesellschaft für Ernährung festgesetzt worden ist. Nach übereinstimmender Meinung der Experten auf diesem Gebiet ist sie für den menschlichen Organismus viel zu niedrig, um Arteriosklerose im Keim ersticken zu können. Sie empfehlen, viel mehr davon regelmäßig aufzunehmen (mit Tocorell, aus der Apotheke), zumal vom Vitamin E selbst in großen Mengen keine gesundheitsgefährdenden Nebenwirkungen bekannt sind.

Vorbeugung von Arteriosklerose ist der eine Nutzen vom Vitamin E. Der andere: Das Vitamin E ist auch dann noch eine gute Hilfe, wenn Blutgefäße bereits »verkalkt« sind. Wenn nicht mehr genügend Blut diese Engstellen passieren kann und deswegen das dahinterliegende Gewebe nicht mehr genügend Sauerstoff erhält, führt das im Herzen zur Angina pectoris und in den Gliedmaßen zu Claudicatio intermittens, auf deutsch: Raucherbein.

Wird dagegen Vitamin E hochdosiert vom Arzt verordnet, wirkt es mehrfach gut. Es verbessert die Fließeigenschaft des Blutes, so daß bislang starre rote Blutkörperchen sich wieder biegen und falten und leichter durch enge Kapillaren schlüpfen. Es ermöglicht Zellen, den Sauerstoff besser zu verwerten, so daß sie mit weniger davon auskommen. Es hindert Blutplättchen daran, miteinander zu verklumpen und so Thrombosen zu bilden, die verengte Blutgefäße vollends verschließen. Es senkt erhöhte Cholesterinspiegel und kann dadurch das Fortschreiten der Arteriosklerose hemmen.

Daß Vitamin E dank dieser Wirkungen als Medikament im Sinne der Orthomolekularen Medizin gegen arteriosklerotisch bedingte Durchblutungsstörungen zu gebrauchen ist, bestätigen klinische Studien. In Fällen von Angina pectoris befreite es jeden vierten Patienten gänzlich von den brennenden Schmerzen in der Brust, die stechend in Arm, Hals, Rücken ausstrahlen können; bei fast jedem zweiten besserte sich diese Folge der Koronaren Herzkrankheit deutlich. Männer mit sehr schlimmen »Raucherbeinen« erhielten Zigarettenverbot, Gehtraining und Vitamin E hochdosiert verordnet; nach sechs Monaten Behandlung konnte die Hälfte von ihnen um mehr als 30 Prozent weiter gehen als zuvor; nur jeder neunte Patient aus einer Kontrollgruppe, die statt dessen übliche durchblutungsfördernde Medikamente erhalten hatten, konnte so weit mithalten.

Die wichtigste biologische Funktion vom Vitamin E ist seine antioxidative Wirkung gegen Freie Radikale. Sie macht es zu einer wertvollen Hilfe gegen zwei weitere große Krankheiten unserer Zeit, gegen Krebs und gegen Rheuma.

Bei Erkrankungen des rheumatischen Formenkreises kann Vitamin E die Entzündung aufhalten und die Heilung unterstützen, den Verbrauch an Medikamenten senken und dadurch deren Nebenwirkungen eindämmen. Sowohl bei chronischer Polyarthritis als auch bei aktivierter Arthrose lindert hochdosiertes Vitamin E die Schmerzen in den befallenen Gelenken, es verbessert die Griffstärke der Hand bzw. verlängert die Gehstrecke. In den Therapieversuchen erwies sich alles in allem das Vitamin als gleich gut wirksam wie nichtsteroidale Antirheumatika (die kein Cortison enthalten), jedoch als besser verträglich.

An dieser Stelle ein Wort in eigener Sache. Vitamin E wirkt

lediglich gegen Symptome von Erkrankungen des rheumatischen Formenkreises, nicht gegen deren eigentliche Ursache. Das sind nämlich Störungen in der Funktion des Immunsystems, das sich daraufhin gegen körpereigenes Gewebe wendet, etwa bei chronischer Polyarthritis die Gelenke entzündet. Diese Autoimmunkrankheit behandeln wir im Schwarzwald Sanatorium Obertal gezielt mit Thymosand, welches die grundlegende Störung in vielen Fällen reguliert.

Gegen einige Krebskrankheiten ist Vitamin E ein bedeutsamer Schutzfaktor. Das beweist, unter anderem, eine Studie in Finnland. Dort wurde Freiwilligen eine Blutprobe entnommen und acht Jahre tiefgekühlt gelagert. Nach dieser Frist wurde ermittelt, welche der Teilnehmer zwischenzeitlich an Krebs erkrankt waren und wieviel Vitamine diese damals im Blut gehabt hatten. Die vergleichenden Untersuchungen ergaben: Ein niedriger Vitamin-E-Spiegel bedeutet ein 1,5fach erhöhtes Risiko, an Krebs zu erkranken, insbesondere an Tumoren in Magen und Bauchspeicheldrüse. Umgekehrt wird ein Nutzen draus: Reichlich Vitamin E bewahrt Zellen davor, zu entarten und als bösartige Geschwülste hemmungslos zu wuchern. Dieser prophylaktische Effekt ist am stärksten gegen Brustkrebs, Hautkrebs sowie gegen Krebs im Mund. Darüber hinaus ist dieses Vitamin auch den Menschen von Nutzen, die bereits an Krebs erkrankt sind. Es hilft ihnen, die Wirkung und Nebenwirkung von Chemo- und Radiotherapie besser zu ertragen.

Seine »Karriere« hat Vitamin E zwar als sogenanntes Fruchtbarkeits-Vitamin begonnen, aber diesen Ruf heute fast verloren. Es scheint jedoch mehr als nur ein Körnchen Wahrheit dran zu sein. So gilt als wahrscheinlich, daß Vitamin E in größerer Menge als gewöhnlich das Hormonsystem des Menschen gezielt beeinflußt. Es regt die Hypophyse (= Hirnanhangdrüse) mitten im Kopf als Steuerzentrale dazu an, mehr eigene Hormone als Botenstoffe an die Keimdrüsen (das sind die Eierstöcke der Frau und die Hoden beim Mann) zu senden, damit diese auch mehr Sexualhormone produzieren. Infolgedessen könnten sich Potenz und Fruchtbarkeit des Mannes bessern und von den Frauen Wechseljahrsbeschwerden leichter zu ertragen sein. Es gibt also Grund genug, auch diese Wirkung vom Vitamin E wissenschaftlich genau zu erforschen.

Eisen: Wirkt in Blut und Nerven

Fällt das Stichwort »Eisenmangel«, denkt wohl jeder an Blutarmut der Frauen. Das ist durchaus berechtigt, jedoch nur ein Teil der Bedeutung. Eisen haben Kinder und Männer ebenso nötig, und das nicht allein zur Blutbildung, sondern auch für die Funktion der Nervenzellen und des Immunsystems, zum Schutz vor Schadstoffen aus der Umwelt. Was zudem kaum einer weiß: Selbst von diesem Element kann man zuviel bekommen. Doch der Reihe nach.
Ganze vier Gramm Eisen befinden sich im Körper eines Erwachsenen, allein drei Gramm davon sind am Aufbau des roten Farbstoffs Hämoglobin beteiligt. Mit seiner Hilfe nehmen die roten Blutkörperchen in der Lunge den eingeatmeten Sauerstoff auf und transportieren ihn zu den Zellen der Gewebe und Organe. Ganz ohne Eisen müßte der Mensch quasi ersticken. Ein Mangel an diesem Element bedingt einen Mangel an Hämoglobin, infolgedessen eine Unterversorgung mit Sauerstoff. Diese Eisenmangel-Anämie macht müde und reizbar, führt zu Herzbe-

schwerden und Kreislaufstörungen, läßt die Haut trocken und die Nägel brüchig werden sowie Haare ausfallen. Es sind fast ausschließlich Frauen davon betroffen, weil ihnen mit der Menstruation regelmäßig Eisen verlorengeht und sie während der Schwangerschaft davon dem heranwachsenden Kind abgeben. Es müssen nicht immer oder allein Eisen-Präparate sein, die diesen Verlust ausgleichen; etwas mehr Vitamin C tut genauso gut, weil dank seiner Mithilfe mehr Eisen aus den Nahrungsmitteln verwertet wird – mehr darüber im Vitamin-C-Text.
Unabhängig von dieser Transportfunktion für Sauerstoff ist Eisen unverzichtbar als Bestandteil von Enzymen in jeder Körperzelle. Besondere Bedeutung hat es darüberhinaus für die Funktion des Nervensystems. Das Element ist Voraussetzung dafür, daß genügend Neurotransmitter gebildet werden, mit deren Hilfe sich die Nervenzellen verständigen. Mangelt es an Eisen, dann ist auch deren Kommunikation gestört. Dieser Zusammenhang wird als Ursache verschiedener Störungen noch viel zu wenig bedacht. Dazu gehören:
Entwicklungsstörungen von Kindern, die ungewöhnliche Verhaltensweisen zeigen und eine verminderte geistige Leistungsfähigkeit, sogar geistig zurückbleiben können.
Schlafstörungen, die besonders unangenehm sind, weil man während der Nacht häufig aufwacht, schwer wieder einschläft und sich am Morgen wie zerschlagen fühlt.
Kribbeln in den Beinen, das den Betroffenen nicht zur Ruhe kommen läßt, sondern ihn dazu zwingt, immer wieder aufzustehen und umherzugehen; »restless legs« (= ruhelose Beine) ist der Fachausdruck für diese Störung.
Es erscheint so einfach, diese Krankheiten durch Einnehmen von Eisen-Präparaten selbst zu heilen – und ist doch schwierig. Zum einen, weil diese Symptome durchaus

andere Ursachen haben könnten – und dann nützt Eisen nichts dagegen. Zum anderen, weil Eisen im Überfluß ebenso schädlich ist wie es ein Mangel daran sein kann – indem es die Angriffskraft von Bakterien erhöht und zugleich die Abwehrkräfte des Immunsystems dagegen schwächt. Eisen gehört als ein Mittel der Orthomolekularen Medizin in die Hand eines erfahrenen Arztes. Er wird für ein gesundes Mittelmaß an diesem Element im Körper sorgen und damit auch für eine Unterstützung des Immunsystems: Eisen muß dabeisein, wenn T-Lymphozyten als »Killerzellen« Angreifer zerstören und Phagozyten als »Freßzellen« sich Bakterien einverleiben.

Es gibt noch einen weiteren Grund dafür, den Eisengehalt im Körper weder zu unterschreiten noch zu überhöhen. Das sind sogenannte Interaktionen mit anderen Metallen. Beispielsweise hemmt zuviel Eisen die Aufnahme von Zink (mehr darüber unter diesem Stichwort), und zuwenig Eisen vermehrt die Einlagerung von Cadmium. Dieses Umweltgift gelangt aus dem Zigarettenrauch und aus Nahrungsmitteln in den Körper; auf Dauer führt es zu charakteristischen Symptomen wie Geruchsstörungen, Schnupfen und Schrumpfen der Nasenschleimhaut, Schäden von Lunge und Nieren. Genügend Eisen ist zwar ein natürlicher Schutz dagegen, aber auch hier macht es die Dosis.

Fluoride: Harte Zähne, starke Knochen

Vorab eine Klarstellung von Begriffen: Fluor selbst ist ein giftiges Gas, Fluoride sind natürliche Salze in der Erdkruste – und eine brauchbare Medizin für manche Fälle.

Zähne schützt das Spurenelement durch doppelte Wirkung vor Karies. Zum einen, indem es den Schmelz härtet.

Zum anderen, indem es Bakterien im Zahnbelag daran hindert, zersetzende Säuren zu bilden.

Es kommt dabei genau auf die Dosis an, die deutsche Zahnärzte und Kinderärzte gemeinsam festgelegt haben: im 1. und 2. Lebensjahr täglich 0,25 Milligramm Fluorid mit Tabletten einnehmen, im 3. Jahr – 0,50 Milligramm, im Alter von 4 bis 6 – 0,75 Milligramm, und von nun an 1 Milligramm pro Tag – am besten solange, wie man noch eigene Zähne hat.

Mehr davon bringt keinen größeren Nutzen, eher Schaden: Es entstehen häßliche weiße bis braune Flecken im Schmelz. Wird die empfohlene Dosis eingehalten, geht die Anzahl der Löcher in den Zähnen um 50 bis 80 Prozent zurück – vorausgesetzt, über diese Vorbeugung gegen Karies wird die regelmäßige Zahnpflege nicht vergessen. Übrigens: Um Fluoride aus Zahnpasten etwas besser zur Wirkung kommen zu lassen, sollte man sie einige Minuten lang im Mund behalten.

Fluorid stärkt die Knochen bei den Frauen, die nach den Wechseljahren an Osteoporose erkranken. Bei ihnen werden die Knochen brüchig, weil durch den Wegfall der Sexualhormone aus den Eierstöcken der Stoffwechsel der Knochenzellen erniedrigt ist – es wird mehr Substanz abgebaut als wieder aufgebaut.

Zur Vorbeugung von Osteoporose ist Fluorid allein ungeeignet. Es wird vor allem angewendet, wenn bereits ein Wirbelkörper morsch geworden und eingebrochen ist. Dann regt das Spurenelement die sogenannten Osteoblasten als knochenaufbauende Zellen dazu an, die Knochenbälkchen zu verdichten und zu verbreitern. Zusätzlich müssen Kalzium und Vitamin D eingenommen werden, um diese Mineralisation zu beschleunigen; aus demselben Grunde ist regelmäßige Bewegung so wichtig. Noch ein Tip: Die Fluorid-Tabletten morgens und abends, das Kalzium mittags einnehmen, weil bei gleichzeitiger Anwendung das Kalzium die Aufnahme von Fluorid behindern würde.

Es dauert dennoch etwa ein Jahr, ehe im Röntgenbild eine Verstärkung der brüchigen Knochen zu erkennen ist. Nach drei, vier Jahren muß diese Behandlung beendet werden. Ein Grund dafür ist eine mögliche »Übertherapie«: Werden die Fluoride gegen Osteoporose zu hoch dosiert, können winzig kleine Risse in Knochenbälkchen entstehen und Gelenke schmerzhaft anschwellen lassen. Wird das Arzneimittel für einige Wochen abgesetzt, vergehen die Beschwerden, und die Behandlung kann fortgesetzt werden – wenngleich mit verringerter Dosis.

Grundsätzlich gilt: 1 Milligramm Fluorid pro Tag sind genug für einen gesunden Menschen. Um ein Übermaß daran und Schaden dadurch zu verhüten, ist in der Bundesrepublik nicht erlaubt, Fluorid dem Trinkwasser zuzusetzen – wer mehr trinkt, könnte zuviel davon aufnehmen. Möglicherweise wird den Bundesbürgern dadurch ein weiterer Nutzen der Fluoride vorenthalten. Beobachtungen in den USA und in Finnland stimmen dahingehend überein, daß nach der Fluoridierung des Trinkwassers die Fälle von Arteriosklerose und Herzinfarkt etwas weniger wurden. Eine wissenschafliche Erklärung dafür gibt es noch nicht, lediglich die Vermutung, daß das Spurenelement als Gegenspieler vom Kalzium die »Verkalkung« der Arterienwände hemmt.

Das Spurenelement sollte genau dosiert werden. Der Schritt von seiner kariesverhütenden zu einer zahnschädigenden Wirkung ist nämlich nicht weit. Bereits wenige Milligramm Fluorid pro Tag können braune Flecken auf dem weißen Schmelz entstehen lassen.

Jod: Verhütet den Kropf

Nichts ist so überflüssig wie der Kropf, den mindestens sechs Millionen Bundesbürger mit sich herumtragen; bei relativ wenigen ist er deutlich zu sehen, bei den meisten nur zu tasten. In jedem Fall ist der Kropf eine Folge von Jodmangel und eine Gefahr für die Gesundheit.

Jod benötigt die Schilddrüse als Rohstoff für die Hormone, mit denen sie den Stoffwechsel des Körpers steuert. Ganze 180 Mikrogramm etwa braucht sie pro Tag, nur 80 Mikrogramm erhält sie durchschnittlich. Denn mit Ausnahme der Seefische, die Jod aus dem Meerwasser aufnehmen, enthalten die Lebensmittel hierzulande zuwenig von dem Spurenelement, weil der Boden nicht mehr hergibt.

Als Folge dessen vergrößert sich die Schilddrüse in der besten Absicht, trotz des Mangels an Jod genügend Hormone zu produzieren, und dieses sogenannte Anpassungswachstum führt zum Kropf. Er ist nicht bloß ein Schönheitsfehler. Allein durch seine Größe kann er lokale Beschwerden verursachen, Schlucken und Atmen erschweren und das Gefühl auslösen, einen »Kloß im Hals« zu haben. Schwerwiegender noch sind allgemeine Symptome, wenn die Schilddrüse sich erschöpft hat und nicht mehr genügend Hormone absondert; dann kommt es zum Nachlassen der körperlichen und geistigen Leistungsfähigkeit, zu Trägheit und Lustlosigkeit, zu Verstopfung und Gewichtsabnahme, zu trockener Haut und strähnigen Haaren, zu Menstruationsstörungen und Kälteempfindlichkeit.

Dieser Jodmangelkropf wird künftig in der Bundesrepublik seltener werden. Seit dem Herbst 1989 ist das jodierte Speisesalz kein »diätetisches Lebensmittel« mehr, sondern darf in Gaststätten und Kantinen, bei der industriellen Verarbeitung von Nahrungsmitteln verwendet werden – und natürlich weiterhin zu Hause in der Küche. Der Zusatz von Natrium- oder Kaliumjodat ist so berechnet, daß der Verbrauch von 5 Gramm Kochsalz pro Tag (das entspricht dem der Normalverbraucher) das tägliche Defizit von 100 Mikrogramm Jod deckt. Es besteht also eine gute Chance, mit dieser Form von Vorbeugung dasselbe Ziel zu erreichen wie in Österreich und in der Schweiz. Dort ist nach der Freigabe des jodierten Speisesalzes der Kropf um mehr als das Zehnfache seltener geworden.

Patienten, die salzarm essen müssen, und schwangere Frauen, die einen erhöhten Bedarf haben, sollten sich weiterhin an ihren Arzt wenden, der ihnen gegebenenfalls Jodidtabletten für eine normale Funktion der Schilddrüse verordnet.

Kalium: Gut für den Blutdruck

Vier Millionen Bundesbürger, mindestens, haben eine »milde Hypertonie«. Das bedeutet: ihr diastolischer Blutdruck (das ist der zweite, niedrigere Wert) liegt ständig zwischen 90 und 104; normal sind höchstens 90.

Es gibt kaum Zweifel, daß auch dieser leichte Hochdruck behandelt werden sollte. Er ist nun einmal eine Gefährdung der Gesundheit, erhöht das Risiko von Herzinfarkt, Schlaganfall, Schäden an Nieren und anderen Organen. Es müssen jedoch nicht gleich blutdrucksenkende Medikamente eingenommen werden, die mehr oder weniger starke Nebenwirkungen haben. Mit Kalium ist es durchaus möglich, eine bestimmte Form der milden Hypertonie zu beseitigen, die auf einen Mangel an diesem Mineralstoff zurückzuführen ist.

In mehreren Studien ist das bereits bewiesen worden. Eine Probe auf's Exempel machte auch die Medizinische Klinik der Universität Bonn, und zwar mit jungen Männern, die einen Blutdruck von durchschnittlich 150:98 hatten. Sie brauchten weder eine Diät einzuhalten noch Medikamente einzunehmen, sondern lediglich nach den Mahlzeiten ein Kalium-Präparat mit reichlich Flüssigkeit zu schlucken. Zwei Wochen lang zeigte sich überhaupt keine Wirkung. Dann jedoch senkte sich der Blutdruck auf eindeutig niedrigere Werte von durchschnittlich 135:87.

Wie Kalium das zustande bringt, ist noch nicht in allen Einzelheiten geklärt. Sicher jedoch ist, daß dieser Mineralstoff nicht alleine wirkt. Voraussetzung für Gesundheit und für Gesundung ist eine Harmonie der Elemente, also das Zusammenspiel von Kalium mit Phosphor, Kalzium, Magnesium, Natrium. Deshalb muß der Arzt für seine Diagnose stets die Werte aller dieser Elektrolyte kennen und nicht nur einen – sonst wäre es so, als ob ein Autofahrer nur den Luftdruck in einem einzigen Reifen mißt.

Von besonderer Bedeutung gegen Bluthochdruck ist die Rolle vom Kalium als natürlicher Gegenspieler vom Natrium, das Wasser im Körper zurückhält und dadurch den Blutdruck erhöht. Wird mehr Kalium aufgenommen, als man unbedingt zum Leben braucht, wird mehr Natrium verdrängt, infolgedessen mehr Flüssigkeit ausgeschieden und leicht erhöhter Blutdruck gesenkt.

Das ist dennoch nur ein Teil der Wirkung von diesem Mineralstoff gegen Hypertonie. Sehr wahrscheinlich ist Kalium auch ein sogenannter Vasodilatator, der Blutgefäße erweitert und auf diese Weise ebenfalls den Blutdruck senkt. Darüber hinaus unterdrückt es in den Nieren das Enzym Renin, das wiederum im Blut das blutdrucksteigernde Hormon Angiotensin entstehen läßt.

Ähnlich gute Erfahrungen haben Mediziner bei der Behandlung von Herzinsuffizienz gemacht. Kalium in richtiger Dosierung verbessert sowohl die Schlagkraft als auch den Rhythmus des kranken Herzens und verringert die Anfälle von »Herzjagen«, die tödlich enden können.

Diese Wirkung ist vor allem darauf zurückzuführen, daß Kalium besonders wichtig ist für die Erregbarkeit der Muskel- und Nervenzellen. Umgekehrt ergibt sich daraus, daß Kaliummangel schlimmstenfalls Herzrhythmusstörungen und Muskelschwäche bewirken kann; häufiger noch sind Abgeschlagenheit, Müdigkeit, Reizbarkeit, Ödeme und Kopfschmerzen die Folge.

Schuld daran ist selten nur falsche Ernährung, fast immer ist Kaliummangel eine Nebenwirkung von Medikamenten, die zuviel davon aus den Körper schwemmen. Dazu gehören ältere Diuretika mit ihrer harntreibenden Wirkung und vor allem Abführmittel. Wer diese »Laxantien« regelmäßig einnimmt, der gerät in einen Teufelskreis: Wegen der abführenden Wirkung kann weniger Kalium aus den Nahrungsmitteln aufgenommen werden; dadurch bedingt wird der Darm noch träger und die Verstopfung noch schlimmer; deswegen werden noch mehr Abführmittel eingenommen, und der Mensch wird die Verstopfung sein Leben lang nicht los – es sei denn, der Arzt verordnet noch rechtzeitig ein Kalium-Präparat dagegen.

Kalzium: Auch eine Nervensache

Gute Nerven sind nicht nur Sache der Veranlagung, sondern auch abhängig vom Mineralstoff Kalzium. Diesen Zusammenhang entdeckten amerikanische Mediziner. Freiwillige Versuchspersonen wurden erst einem Persönlich-

keitstest unterzogen, dann entnahm man ihnen eine Probe von der Liquor-Flüssigkeit, die Gehirn und Rückenmark umgibt, und analysierte sie. Der Unterschied war eindeutig: Bei psychisch labilen, neurotischen »Nervenbündeln« konnten nur Spuren von Kalzium nachgewiesen werden; die ausgeglichenen, ruhigen Menschen mit »Nerven wie Drahtseile« hatten hohe Konzentrationen davon im Liquor.
Kalzium ist im Nervensystem allgegenwärtig und für die Leitung der Impulse von Nerv zu Nerv bzw. vom Nerv auf den Muskel unentbehrlich. Ist reichlich von dem Mineralstoff vorhanden, funktionieren offensichtlich die »kleinen grauen Zellen« des Gehirns optimal, und der Mensch hat eben »gute Nerven«.
Diese Wirkung des Kalziums wird von der Orthomolekularen Medizin genutzt. In leichteren Fällen, um erregte Nerven als Ursache von Schlafstörungen zu beruhigen; Kalzium-Präparate sind ebenso gut wirksam wie Schlaftabletten, haben jedoch keinerlei Nebenwirkungen und führen nicht zur Gewöhnung. Bei schlimmeren Beschwerden wie Reizbarkeit und Unruhe, rasche Ermüdbarkeit, häufiges Schwindelgefühl, Druck und Beklemmung in der Herzgegend, die als »Vegetative Dystonie« diagnostiziert und gemeinhin nur mit Psychopharmaka behandelt werden, denn Kalzium greift auch tief in die Regulation der Organe ein, die vom Vegetativen Nervensystem gesteuert werden.
Selbst Zähneknirschen kann leicht geheilt werden, falls eine Überregbarkeit von Nerven und Muskeln durch Kalziummangel dessen Ursache ist. Folgerichtig wird mit dem Mineralstoff behandelt. Nach jeweils einer Injektion an mehreren Tagen hintereinander ist das Zähneknirschen bei den meisten Patienten bereits vergangen; dennoch

müssen sie für ein bis zwei Wochen noch täglich eine Kalzium-Tablette einnehmen, um diesen Erfolg zu sichern.

Die Funktion vom Kalzium im Nervensystem wird häufig übersehen wegen seiner enormen Bedeutung als Baustoff für das Skelett (wobei es in enger Funktionseinheit mit dem Vitamin D zusammenarbeitet). Von den insgesamt 1000 bis 1500 Gramm Kalzium im Körper eines Menschen stekken 99 Prozent in den Knochen und Zähnen. Mit dem Alter verringert sich allmählich dieser Anteil. Es wird weniger Substanz aufgebaut als abgebaut, und bei Frauen werden nach den Wechseljahren die Knochen brüchig. Dieser Osteoporose kann vorgebeugt werden, indem rechtzeitig genügend Kalzium zugeführt wird.

Genügend – das sind je nach Alter 800 bis 1200 Milligramm pro Tag, wie neuerdings auch die Deutsche Gesellschaft für Ernährung empfiehlt. Rechtzeitig heißt – ab dem 35. Lebensjahr, weil sonst die Knochenmasse, die von nun an langsam verlorengeht, nicht wieder gänzlich ersetzt werden kann. Würde jede Frau diese Chance zur Vorbeugung nutzen, würden bis zu 60 Prozent weniger von ihnen im Alter an Osteoporose erkranken, haben Orthopäden errechnet.

Über diese grundlegenden Wirkungen hinaus sind vom Kalzium weitere nützliche Effekte für die Gesundheit des Menschen entdeckt worden. Hier vier von ihnen, die besonders wichtig sind.

Erstens: Kalzium senkt krankhaft erhöhten Blutdruck, kann deshalb – ebenso wie Kalium – zur Behandlung der milden Hypertonie angewendet werden. Zur Zeit gibt es nur Theorien darüber, worauf diese Wirkung beruht. In der Praxis jedoch ist sie mehrfach bestätigt worden. Unter anderem durch 100 Hypertonie-Patienten, die täglich eine Tablette mit ein Gramm Kalzium einnahmen; nach acht

Wochen hatte fast jeder zweite von ihnen einen normalen Blutdruck.

Zweitens: Kalzium kann Darmkrebs verhindern. Das haben Untersuchungen gesunder Angehöriger von Familien, in denen dieses Kolonkarzinom gehäuft auftritt, bestätigt. Nach regelmäßiger Zufuhr von insgesamt 2000 Milligramm Kalzium pro Tag sank die Anzahl der Darmzellen, die sich häufiger teilten als normal, um 40 Prozent – und mit ihr das Risiko, an Darmkrebs zu erkranken. Diesen Schutz verleiht der Mineralstoff, indem er sich mit freien Fettsäuren und mit Gallensäuren zu unlöslichen Kalziumseifen verbindet und dadurch verhindert, daß diese Substanzen weiterhin die Darmzellen zu vermehrter Teilung anregen.

Drittens: Kalzium schützt vor den Folgen allergischer Reaktionen. Es stabilisiert die Membranen der sogenannten Mastzellen, so daß diese weniger von dem Gewebshormon Histamin freisetzen; infolgedessen werden Quaddeln, Ödeme, Juckreiz unterdrückt. Kalzium wirkt gegen diese Symptome der Allergie also auf anderem Wege, jedoch auf ähnliche Weise wie das Vitamin C.

Viertens: Kalzium schützt vor Schadstoffen aus der Umwelt. Als ein natürlicher Gegenspieler von Blei und Cadmium verhindert es, daß zuviel von diesen Giften aufgenommen und abgelagert werden.

Mehr Kalzium erhält also gesund, macht nicht etwa krank. Dennoch glauben noch immer manche Menschen, daß eine erhöhte Zufuhr davon zu »Arterienverkalkung« führt. Das ist falsch. Arteriosklerose entsteht in einem Prozeß, der völlig unabhängig davon verläuft, wieviel Kalzium der Mensch aufnimmt. Eher das Gegenteil ist richtig: Weil mehr Kalzium erhöhten Blutdruck senkt, schaltet es einen Risikofaktor für Arteriosklerose aus. Vor einer Selbstbehandlung mit Kalzium wird gewarnt, stets muß der Arzt zuvor konsultiert werden; unter anderem deshalb, weil die Nieren intakt sein müssen, um von einer größeren Dosis nicht geschädigt zu werden.

Magnesium: Schutzschirm für's Herz

Es ist immer wieder beeindruckend, welch vielfältige Funktionen die verschiedenen Nährstoffe im Organismus erfüllen. Das gilt insbesondere für das Magnesium.
Ohne diesen Mineralstoff läuft nichts im Leben. Unter anderem steuert er mehr als 300 Enzyme, ist über sie maßgeblich beteiligt an allen Prozessen des Stoffwechsels und der Energiegewinnung. Über seine grundsätzliche Bedeutung als Bioelement hinaus hat Magnesium pharmakologische Wirkungen als Arzneimittel – also selbst dann, wenn in einem normalen Elektrolythaushalt der alltägliche Bedarf daran gedeckt ist.
Magnesium ist nämlich der natürliche Kalzium-Antagonist. Das bedeutet: Magnesium schützt Zellen davor, mit Kalzium überladen zu werden, indem es zum einen den Einstrom von Kalzium hemmt und zum anderen seinen Transport nach außen beschleunigt. Magnesium normalisiert Funktionen, verhindert dadurch überschießende Reaktionen. Das macht es so wertvoll als Mittel der Orthomolekularen Medizin zur Behandlung von Herz- und Kreislaufkrankheiten, zum Beispiel der Koronaren Herzkrankheit.
In diesen Fällen haben arteriosklerotische Ablagerungen die Koronararterien eingeengt, die den Herzmuskel selbst versorgen. Im Ruhezustand mag davon noch nichts zu spüren sein. Bei körperlicher Anstrengung und psychi-

scher Belastung jedoch benötigt das Herz mehr Sauerstoff – und bekommt über die verengten Blutgefäße zu wenig davon. Folge dieses Defizits ist die Angina pectoris mit ihren charakteristischen Schmerzen hinterm Brustbein, die in beide Arme, in Bauch, Hals und Schulterblätter ausstrahlen können, mit Atembeklemmungen und Todesangst. Ist dieser Sauerstoffmangel besonders ausgeprägt, führt das zum Infarkt mit Untergang von Gewebe des Herzmuskels und schlimmstenfalls zum Tod. Andere Ursachen für dasselbe Geschehen können Gefäßspasmen sein, bei denen Koronararterien sich verkrampfen und die Durchblutung verringern sowie Arrhythmien, die durch Herzjagen oder andere Rhythmusstörungen das vorgeschädigte Herz überfordern.

Magnesium schützt das Herz vor diesen Gefahren. Als Gegenspieler vom Kalzium schafft es ein Gleichgewicht in den Zellen, das Komplikationen entgegenwirkt. Und das gleich dreifach gut.

Erstens: Magnesium entspannt die Muskulatur in den Wänden der Blutgefäße, verhindert bzw. löst dadurch Verkrampfungen der Koronararterien, sorgt so für bestmögliche Durchblutung und Sauerstoffzufuhr; das bewährt sich auch in Streß-Situationen, in denen der Mineralstoff buchstäblich einen Schutzschirm um das kranke Herz legt.

Zweitens: Magnesium hemmt die Bildung und verlangsamt die Leitung gewisser elektrischer Impulse, die den Rhythmus des Herzens steuern; es schlägt daher regelmäßiger.

Drittens: Magnesium reguliert die Kontraktionskraft, mit der sich der Herzmuskel zusammenzieht, so daß dieser weniger Sauerstoff verbraucht; anders ausgedrückt: es ökonomisiert die Herzarbeit.

Dank dieser Eigenschaften ist Magnesium eine zusätzliche

therapeutische Möglichkeit zur Behandlung der Koronaren Herzkrankheit und zur Vorbeugung eines Herzinfarkts. Patienten, die damit behandelt werden, erleiden seltener Anfälle von Angina pectoris und wenn, dann sind die Beschwerden erträglicher als zuvor. Magnesium kann sogar den Herztod verhindern. Das bestätigen übereinstimmende Befunde aus aller Welt: In Regionen mit hartem Wasser, das von Natur aus mehr Magnesium enthält, sterben weniger Menschen an einem Herzinfarkt als in den Gebieten, in denen weiches Wasser getrunken wird. Umgekehrt ergaben andere Studien: Die meisten Infarktpatienten haben zuwenig Magnesium im Blut.

Selbst wenn es bereits zu diesem bedrohlichen Notfall gekommen ist, kann Magnesium noch von Nutzen sein. Es verbessert die Chancen, den Infarkt zu überleben, wenn es während der ersten 24 Stunden danach infundiert wird. Dazu die jüngsten Zahlen aus einer Studie an der Universität Gießen: Von den Patienten, die zusätzlich den Mineralstoff erhalten hatten, lebten ein Jahr später noch 76,2 Prozent; von den Angehörigen einer Kontrollgruppe dagegen nur 58,2 Prozent. Sie verdanken das sowohl dem »vasodilatativen Effekt«, der verengte Koronararterien rascher wieder erweitert und deshalb das betroffene Gewebe des Herzmuskels eher wieder mit Sauerstoff versorgt als auch der Wirkung vom Magnesium auf die Blutgerinnung. Es hindert Blutplättchen daran, zu einem Thrombus zu verklumpen, der nur allzuoft einen Herzinfarkt auslöst und ist auch an der »Thrombolyse« beteiligt, durch die solch ein Blutgerinnsel von körpereigenen Stoffen wieder aufgelöst wird. Magnesium gilt deshalb auch als ein natürliches Antithrombotikum.

Viel frühzeitiger angewendet kann der Mineralstoff dazu beitragen, daß es erst gar nicht zu einem Herzinfarkt kommt. Ist reichlich Magnesium vorhanden, wirkt es der Grundkrankheit Arteriosklerose entgegen. Es senkt erhöhte Blutfette, sowohl Cholesterin als auch Triglyzeride. Im Darm bindet es diese Substanzen an sich und bildet Fettseifen, die nicht ins Blut gelangen können. In der Leber stimuliert es zwei Enzyme, die darauf spezialisiert sind, Cholesterin und Triglyzeride abzubauen. Ob Magnesium allein krankhaft erhöhten Blutdruck als einen weiteren Risikofaktor ausschalten kann, ist nicht sicher geklärt; es scheint die Wirkung bestimmter blutdrucksenkender Medikamente zu unterstützen und dadurch auch deren Nebenwirkungen zu vermindern.

Sicher ist, daß das Bioelement bei zwei weiteren Herzleiden als Arzneimittel genutzt werden kann.

Das eine ist das »hyperkinetische Herzsyndrom«, das vor allem jüngere Menschen plagt. Typisch dafür ist, daß plötzlich das Herz schneller schlägt und der Blutdruck ansteigt, daß ein quälender Druck in der Herzgegend auftritt, verbunden mit Atemnot, Schwindel, Angstzuständen. In diesen Fällen ist das Herz organisch gesund, es handelt sich um eine funktionelle Störung: Bei Streß werden zuviel Katecholamine – das sind die Streß-Hormone wie Adrenalin – freigesetzt, und sie zwingen das Herz zu übermäßiger Aktion. Magnesium als Arzneimittel schirmt das Herz vor den aufputschenden Befehlen der Katecholamine ab und sorgt auch dafür, daß weniger Streß-Hormone im Nebennierenmark entstehen – wodurch es zu einem ganz natürlichen Beruhigungsmittel für andere Fälle wird, etwa gegen Herzklopfen bei Lampenfieber.

Das andere Leiden ist die chronische Herzinsuffizienz, die bei älteren Menschen auftritt. Infolge von Erkrankungen oder Altersvorgängen ist der Herzmuskel derart geschwächt, daß er nicht mehr genügend Blut in den Kreislauf pumpen kann. Um seine Leistungsfähigkeit zu fördern, wird Herzinsuffizienz sehr häufig mit sogenannten Digitalisglykosiden behandelt; das sind Wirkstoffe aus der Heilpflanze Roter Fingerhut. Die Behandlung damit muß genau kontrolliert werden, weil diese Medikamente bei einem Mangel an Magnesium und auch an Kalium Herzrhythmusstörungen auslösen können. Diese gefürchtete Komplikation ist glücklicherweise leicht zu beheben: Infusionen von Magnesium lassen das Herz schon bald wieder im richtigen Takt schlagen. Wird künftig der Mineralstoff zusätzlich eingenommen, kann er die Verträglichkeit der Digitalisglykoside verbessern und Arrhythmien von vornherein verhindern.

Die Kardiologie ist zwar das Hauptanwendungsgebiet von Magnesium. Darüberhinaus hat es noch eine ganze Reihe weitere Indikationen, die Beachtung verdienen.

Migräne. Vorbeugend angewendet, verhindert Magnesium das Zusammenballen von Blutplättchen mit vermehrter Freisetzung des Gewebshormons Serotonin, das einem Anfall vorausgeht oder das Verkrampfen von Blutgefäßen im Kopf, mit dem die Migräne beginnt. Therapeutisch können Infusionen damit die heftigen Schmerzen und weiteren Beschwerden innerhalb von 15 bis 30 Minuten unterdrücken.

Schlafstörungen. Magnesium wirkt ganz natürlich ausgleichend auf Nerven und Psyche, ohne alle Nebenwirkungen der Schlaftabletten. Es erreicht dadurch, daß schlafgestörte Menschen abends schneller einschlafen, zwischendurch weniger oft aufwachen, morgens sich wesentlich erholter fühlen. Allerdings wirkt dieser Effekt am besten bei Menschen im Alter über 40 – möglicherweise, weil es ihnen an diesem Mineralstoff eher mangelt.

Wadenkrämpfe. In vielen Fällen ist Magnesium das Mittel

der Wahl, vor allem bei Wadenkrämpfen, die in der Nacht bzw. während einer Schwangerschaft auftreten. Sie können, müssen nicht unbedingt ein erstes Anzeichen für einen Mangel an Magnesium sein – und sind dann binnen weniger Tage durch Tabletten zu beseitigen. Weil Wadenkrämpfe auch andere Ursachen haben können, muß zuvor der Arzt die genaue Diagnose stellen. Sind nämlich Gefäßleiden oder Wirbelschäden der eigentliche Grund dafür, kann der Mineralstoff auch nichts gegen sie ausrichten.

Dysmenorrhoe. Diese schmerzhafte Regelblutung entsteht, wenn in der Gebärmutter zuviel von dem Gewebshormon Prostaglandin gebildet wird, das die Krämpfe im Unterleib auslöst. Magnesium ist ein sehr gutes Mittel dagegen, weil es gezielt in dieses Geschehen eingreift. Es hemmt die Produktion von Prostaglandin, steigert zugleich die seines Gegenspielers Prostazyklin und entspannt zudem die Muskulatur der Gebärmutter. Übrigens: Dieselbe Wirkung macht man sich in der Geburtshilfe zunutze, um vorzeitige Wehen und damit Frühgeburten zu verhindern.

Nierensteine: Mehr als die Hälfte von ihnen bestehen aus Kalziumoxalat. Wer einmal unter ihnen gelitten hat, der kann durch regelmäßige Anwendung von Magnesium einen Rückfall verhindern. Der Mineralstoff hemmt die Neubildung dieser Nierensteine, indem er die Ausscheidung von Oxalsäure und die Konzentration von Kalzium im Urin verringert.

Diabetes mellitus. Jüngste Studien belegen, daß zusätzliches Magnesium bei »Altersdiabetikern« (die sich nicht Insulin spritzen müssen) überaus nützlich ist. Es regt die sogenannten B-Zellen in der Bauchspeicheldrüse an, selbst wieder etwas mehr Insulin zu produzieren. Es erleichtert, den Blutzuckerspiegel so gut wie möglich einzustellen und dadurch Schäden an Nerven und Blutgefäßen abzuwenden, etwa die diabetische Retinopathie der Netzhaut als häufigste Ursache von Erblindung hierzulande.

Neurovegetative Störungen. Unter diesem Begriff sind Symptome zusammengefaßt, die durch Störungen des Vegetativen Nervensystems bedingt sind, etwa Unruhe, Angstzustände, Kopfschmerzen, Herzklopfen, Schlafstörungen, Herzbeschwerden. Weil keine organischen Ursachen dafür festzustellen sind, verschreiben manche Ärzte Medikamente wie Tranquilizer und Betablocker dagegen. Sie bringen in vielen Fällen keine Heilung, können jedoch Nebenwirkungen haben. Ganz anders das Magnesium: Bei 80 Prozent der damit behandelten Patienten wurden die Symptome zumindest wesentlich gebessert; unerwünschte Wirkungen hatte der Mineralstoff überhaupt nicht.

Soweit die wichtigsten Anwendungen und Ansätze von Magnesium im Rahmen der Orthomolekularen Medizin. Diese Vielfalt ist beeindruckend, soll jedoch kein falsches Bild entstehen lassen. Magnesium ist kein Allheilmittel, wohl aber ein bedeutsames Arzneimittel – in der Hand eines erfahrenen Arztes.

Natrium: Nur im Kochsalz gefährlich

Gemeinsam bilden sie das »Salz des Lebens«: Natrium und Chlor sind essentielle, also lebensnotwendige Elemente. Sie werden in der Regel in Form von Kochsalz aufgenommen; ein Gramm von diesem Natriumchlorid (= NaCl) besteht aus etwa 400 Milligramm Natrium und 600 Milligramm Chlorid. Im Körper gehen beide Bioelemente getrennte Wege. Sobald das Kochsalz in Flüssigkeit gelöst ist, entstehen aus ihm – wie bei anderen Mineralstoffen auch

– elektrische Teilchen, sogenannte Elektrolyte, und zwar das positiv geladene Kation Na^+ und das negativ geladene Anion Cl^-.

Chlor gelangt, unter anderem, im Magen zur Wirkung. Es ist Bestandteil der Salzsäure im Magensaft, der eingedrungene Bakterien tötet und aufgenommenes Eiweiß für die Verdauung vorbereitet.

Natrium für sich allein arbeitet eng mit dem Kalium zusammen. Viele Zellfunktionen werden erst dadurch möglich, daß Kalium durch die Zellmembran nach außen tritt und Natrium aus der Umgebung ins Zellinnere eindringt. Diese »Natrium-Kalium-Pumpe« ist eine Grundlage für den Stoffwechsel, für die Funktionen von Nerven und Muskeln. Natrium ist auch wesentlich daran beteiligt, den Wasserhaushalt zu regulieren, indem es Flüssigkeit im Körper zurückhält. Im Normalfall erhält es den osmotischen Druck zwischen Umgebung und Innerem der Zellen; stimmt dieser nicht, würden beispielsweise rote Blutkörperchen platzen.

Im Übermaß soll Natrium allein schuld daran sein, daß beim Menschen der Blutdruck zu hoch ansteigt und er an Hypertonie erkrankt. Diese Behauptung von der direkten Beziehung zwischen Natriumzufuhr und Bluthochdruck galt jahrzehntelang als eine Art Dogma, jetzt gerät es aufgrund neuer wissenschaftlicher Erkenntnisse ins Wanken. Nicht Natrium allein, sondern das Dabeisein von Chlorid aus dem Kochsalz läßt den Blutdruck krankhaft ansteigen. Argumente dafür lieferte auch ein Versuch in San Francisco (US-Bundesstaat Kalifornien). Beteiligt waren Patienten, deren Blutdruck zu Beginn ausnahmslos höher als 150/100 war.

Erst wurden sie auf eine Diät gesetzt, die praktisch frei von Kochsalz war; bei allen sank der Blutdruck auf Normalwerte. Dann verzehrten sie wieder ihre übliche Kost mit reichlich Kochsalz; schon wenige Stunden nach der ersten Mahlzeit stieg der Blutdruck an und erreichte nach einigen Tagen wieder die alten, zu hohen Werte. Schließlich erhielten die Versuchsteilnehmer Natrium mit einem anderen chemischen Bindungspartner, nämlich Natriumcitrat; daraufhin sank ihr Blutdruck, wenngleich langsamer als bei der kochsalzfreien Diät, und erreichte erneut Normalwerte.

Eine Probe auf's Exempel haben auch deutsche Mediziner gemacht und versuchsweise Hochdruck-Patienten außer den Medikamenten eine Kur mit Mineralwasser verordnet, das Natriumhydrogencarbonat enthielt – kein Natriumchlorid! Binnen vier Wochen sanken sowohl der systolische als auch der diastolische Blutdruck um 4 bis 6 mmHg; die Werte blieben noch wochenlang nach der Kur so niedrig. Eine anerkannte Erklärung dafür, daß Natrium allein auf den Blutdruck ganz anders wirkt als mit Chlorid im Kochsalz, gibt es zwar noch nicht. Es wird aber angenommen, daß Natrium aus anderer Verbindung leichter über die Nieren ausgeschieden wird, während das Chlorid dem entgegenwirkt und vermehrt Natrium im Körper festhält.

Selbst die Warnung vor dem Kochsalz als Gefahr für den Blutdruck gilt heute nicht mehr für alle Menschen. Es hat sich nämlich herausgestellt, daß lediglich 20 bis 30 Prozent der Bevölkerung »salzsensitiv« sind und deshalb bei kochsalzreicher Ernährung einen Bluthochdruck entwickeln; von den bereits erkrankten Hypertonikern sind es etwa 40 Prozent. Zwangsläufig haben nur sie einen Nutzen von einer salzarmen Diät.

Nach wie vor jedoch ist eine Einschränkung der Zufuhr von Kochsalz für alle Menschen sinnvoll. Zum einen, weil

es sehr schwierig und teuer ist, festzustellen, wer »kochsalzempfindlich« ist und wer nicht. Zum anderen, weil die Normalverbraucher hierzulande ohnehin viel zuviel davon konsumieren – nämlich 10 bis 15 Gramm pro Tag, obgleich 5 bis 6 Gramm genügen würden. Selbst wenn dieser Mißbrauch nicht den Blutdruck ansteigen läßt, hat er doch andere unerwünschte Wirkungen: Jedes Gramm Kochsalz zuviel hält zuviel Wasser zurück, das den Körper unnötig schwer macht und den Kreislauf belastet.
Es kommt eben auf die Dosis an. Generell schädlich ist Salz nicht, sogar unerläßlich für eine normale Funktion des Organismus. Das bekommen die Menschen zu spüren, die bei der Arbeit, beim Sport, am Strand sehr viel schwitzen und mit dem Schweiß zuviel Natrium verlieren. Sie werden matt und müde, leiden an Schwindel und Kopfschmerzen, später kann es zu Muskelkrämpfen und Störungen der Herztätigkeit kommen. Dieser »Hyponatriämie« ist leicht vorzubeugen – indem man auf's Frühstücksei etwas mehr Salz gibt als sonst und zwischendurch eine gut gesalzene Brühe trinkt.

Phosphor: Mitunter ein Störenfried

Von diesem Mineralstoff bekommt kaum ein Mensch zuwenig, die meisten zuviel. Eigentlich sollte etwa gleich viel Phosphor wie Kalzium aufgenommen werden; erträglich wäre auch ein Verhältnis von 0,75:1. Tatsächlich jedoch erhalten viele Bundesbürger mehr Phosphor, als sie nötig haben, weil sie viel Fleisch essen und Limonaden trinken. Das bleibt auf Dauer nicht ohne Folgen. Zwar bilden die beiden Bioelemente gemeinsam Kalziumphosphat als Baustoff aller Knochen. Aber außerhalb vom Skelett ist zu-

viel Phosphor ein Störenfried im Körper. Im Darm verbindet es sich teilweise mit Kalzium zu unlöslichen Salzen, die nicht vom Blut aufgenommen werden können. In den Nebenschilddrüsen veranlaßt Phosphor, daß sie mehr von ihrem Parathormon absondern; das führt zu einem verstärkten Abbau von Knochensubstanz und zu einer vermehrten Ausscheidung von Kalzium mit dem Urin. Diese Entkalkung begünstigt eine Osteoporose, die Knochen brüchig werden läßt. Nach wie vor sind viel mehr Frauen davon betroffen, weil der Wegfall der Sexualhormone in den Wechseljahren eine wesentliche Rolle spielt. Künftig könnte dieser Knochenschwund auch für Männer ein größeres Problem werden, weil auch sie mehr Phosphor zu sich nehmen als guttut; ihnen droht eine »Cola-Osteoporose« – benannt nach den bekannten Erfrischungsgetränken, die reichlich von dem Mineralstoff enthalten. Weniger Phosphor, etwas mehr Kalzium lautet daher das Rezept zur Vorbeugung.
Richtig dosiert ist Phosphor lebensnotwendig. Als Bestandteil vom Adenosintriphosphat nimmt es eine Schlüsselstellung im Energiehaushalt ein, und Phospholipide sind Bauteile für alle Körperzellen, um nur zwei Beispiele zu nennen. Dennoch scheint es Menschen mit einer angeborenen Phosphat-Überempfindlichkeit zu geben. Bei den betroffenen Kindern sollen phosphatreiche Lebensmittel – zu denen auch die beliebten Süßigkeiten und Limonaden gehören – auffallende Verhaltensänderungen auslösen, sie unaufmerksam, vergeßlich, reizbar, aggressiv werden lassen. Nur eine phosphatfreie Kost läßt sie ein quasi normales Leben führen.
Über diese Ursache und das Gegenmittel besteht unter Ärzten noch keine Einigkeit. Allerdings haben Mütter in Selbsthilfe durch Weglassen der Phosphate aus der Ernäh-

rung beeindruckende Veränderungen zum Guten bei ihren Kindern erreicht. Solch eine Diät ist aufwendig und teuer, auch bedenklich. Zum einen, weil Phosphate nicht nur in Lebensmitteln enthalten, sondern auch in deren Zusatzstoffen versteckt sind, etwa im Backpulver. Zum anderen, weil zuwenig Phosphate zu anderen Gesundheitsschäden führen können, die das Kind träge und apathisch werden lassen, Schwäche der Muskulatur und Schmerzen in den Knochen auslösen können. Phosphatfreie Kost zur Behandlung verhaltensgestörter Kinder sollte deshalb erst nach einer genauen Diagnose durch einen Arzt angewendet und von ihm auch ständig kontrolliert werden.

Chrom: Bei Mangel – Diabetes

Das silbrig glänzende Metall Chrom gehört nicht nur auf die Stoßstangen der Autos. Viel nötiger braucht der Mensch es selbst als essentielles Spurenelement für seinen Stoffwechsel. Denn Chrom ist ein wesentlicher Bestandteil des sogenannten Glukose-Toleranz-Faktors (abgekürzt: GTF); andere sind das Vitamin B_2 sowie die Aminosäuren Cystin, Glycin, Glutaminsäure. Dieser ist unentbehrlich als Helfer für das Hormon Insulin bei der Verwertung der Kohlenhydrate aus den Nahrungsmitteln. Beide gemeinsam bewirken, daß genügend Glukose aus dem Blut ins Innere der Zellen gelangt und dadurch der Blutzucker nach einer Mahlzeit bald wieder auf das gesunde Maß von 80 bis 120 Milligramm pro 100 Milliliter Blut sinkt.
Mangelt es an Chrom, kann dasselbe geschehen wie bei einem Mangel an Insulin: Der betroffene Mensch erkrankt an Diabetes mellitus (= Zuckerkrankheit). Das haben Patienten in Amerika zu Beginn der 70er Jahre bei einem

unfreiwilligen Versuch bewiesen. Sie wurden wegen anderer Krankheiten künstlich ernährt. In dieser Diät fehlte Chrom, dessen Bedeutung man damals noch nicht kannte. Daraufhin stieg der Blutzucker auf krankhaft hohe Werte, und typische Diabetes-Symptome traten auf – obgleich die Bauchspeicheldrüse genügend Insulin produzierte. Selbst Spritzen mit diesem Hormon änderten nichts an dem Befund »Hyperglykämie«. Als jedoch die Patienten pro Tag zusätzlich 250 Mikrogramm (= millionstel Gramm) Chrom erhielten, normalisierte sich ihr Blutzuckerspiegel, und ihr Befinden besserte sich binnen weniger Tage.

Das Spurenelement hat seitdem einen festen Platz in der Orthomolekularen Medizin. Über den Glukose-Toleranz-Faktor wirkt es auf den Zuckerstoffwechsel so gut, daß Patienten mit sogenanntem Altersdiabetes die Insulin-Dosis verringern, manche sogar gänzlich darauf verzichten können, wenn sie zusätzlich ein Chrom-Präparat anwenden – nach Absprache mit dem Arzt selbstverständlich. Dieselbe Wirkung nutzt auch zur Vorbeugung der Zuckerkrankheit. Ist stets genügend Chrom verfügbar, sind die Chancen wesentlich größer, daß der Zuckerstoffwechsel auch im Alter noch gut funktioniert. Das sollten vor allem die Menschen bedenken, die gern und viel Süßigkeiten konsumieren. Raffinierter Zucker erfordert besonders viel Chrom für seine Umsetzung im Stoffwechsel, so daß mit dessen Menge die Gefahr eines Mangels daran größer wird.

Nicht genug des Guten: Chrom wirkt auch der größten Krankheit unserer Zeit entgegen, nämlich der Arteriosklerose mit ihren Folgen wie Herzinfarkt, Schlaganfall, Raucherbein. In Tierversuchen wurde eindeutig bewiesen, daß ein Zusatz von Chrom im Futter die Anzahl der Plaques (das sind die Ablagerungen an den Innenwänden der Arterien) um die Hälfte verminderte. Diese Wirkung ist zum einen über den Glukose-Toleranz-Faktor zu erklären; er verhindert zu hohe Blutzuckerspiegel, die wiederum ein großer Risikofaktor für die »Verkalkung« der Blutgefäße sind. Zum anderen wirkt Chrom selbst als ein Cholesterinsenker, wie unlängst erst nachgewiesen werden konnte: 200 Mikrogramm Chrom zusätzlich pro Tag senkten innerhalb von sechs Wochen die Werte aller Blutfette um durchschnittlich 7 Prozent, den des besonders gefährlichen LDL-Cholesterins sogar um 11 Prozent – und dementsprechend auch das Risiko einer Arterienverkalkung.

Germanium: Kaum bekannt, sehr vielseitig

Das Halbmetall Germanium ist zweimal entdeckt worden. Zum erstenmal im Jahre 1886 durch den deutschen Chemiker Clemens Winkler, der es nach seinem Vaterland benannte; wegen seiner Eigenschaft als Halbleiter wird es heute von der elektronischen Industrie in Transistoren verarbeitet. Das zweitemal fast 80 Jahre später durch den japanischen Bergbauingenieur Kazuhiko Asai sowohl in der Steinkohle als auch in heimischen Heilpflanzen. Kazuhiko Asai führte Germanium in die Orthomolekulare Medizin ein, und zwar mit einem Selbstversuch.
Kazuhiko Asai war in den 60er Jahren an schwerer Polyarthritis erkrankt, an Gelenkrheumatismus also. Medikamente und auch Akupunktur hatten sein Leiden nicht lindern können. Rein intuitiv behandelte sich der Kranke selbst mit der von ihm entwickelten organischen Verbindung Germanium 132, einem sogenannten Carboxyethylsesquioxid. Zehn Tage lang blieb sein Zustand unverändert schlecht, danach besserte er sich rasch; die Schmerzen vergingen und die Gelenke wurden beweglicher.

Um diese Wirkung zu erforschen, gründete der genesene Patient eigens das »Asai-Germanium-Forschungszentrum«. Dort wurde festgestellt, daß Germanium zwar vom Körper unverändert und auch schon bald wieder ausgeschieden wird, aber offensichtlich allein durch sein Dabeisein als Katalysator eine Reihe nützlicher Effekte auslöst, nämlich:
Es hat eine anregende Wirkung auf das Immunsystem durch vermehrte Produktion von Gamma-Interferon.
Es beeinflußt die Endorphine als körpereigene Substanzen gegen den Schmerz, wirkt dadurch selbst schmerzlindernd und verbessert zudem die Wirksamkeit anderer schmerzstillender Medikamente.
Kazuhiko Asai und andere konnten nachweisen, daß Germanium die Ausnutzung von Sauerstoff durch die Zellen erhöht, so daß sich der Zustand kranker Gewebe und Organe bessert, weshalb sie es auch gegen Krebs mit Erfolg angewendet haben.
Es konnte nachgewiesen werden, daß es die physiologischen Grundfunktionen des Körpers normalisiert, beispielsweise hilft es, krankhaft erhöhten Blutdruck auf gesunde Werte zu senken.
Es fördert die Fließfähigkeit des Blutes und verbessert dadurch die Durchblutung auch von »Raucherbeinen«.
Diese Vielfalt der Wirkungen macht Germanium zu einem wichtigen Hilfsmittel der Therapie. In der richtigen Dosierung sind die organischen Germaniumverbindungen, die in der Orthomolekularen Medizin angewandt werden, im Gegensatz zu den anorganischen Verbindungen gut verträglich, hier insbesondere das Germanium Lactat Citrat; aber auch hier gilt eine Eigenmedikation ohne ärztliche Anweisung eher als gefährlich. Bei der Anwendung von anorganischen Germaniumverbindungen sind schwere Nierenschäden beschrieben worden.

Kobalt: Mehrfach gut für's Blut

Was Kobalt unentbehrlich für die Gesundheit macht, ist vor allem sein Anteil am Vitamin B_{12}, das im Knochenmark die roten Blutkörperchen reifen läßt. Es ist das Zentralatom dieses Vitamins, das deswegen auch Cobalamin genannt wird. Mangelt es an Kobalt, bilden Bakterien im Darm weniger Vitamin B_{12}. Es droht eine perniziöse Anämie – falls nicht genügend von dem Vitamin mit der Nahrung aufgenommen wird. Ist diese Blutarmut entstanden, genügt Kobalt nicht zur Heilung, es muß das ganze Cobalamin sein.
Kobalt hat jedoch eine Vielzahl weiterer Funktionen, die über seine Bedeutung als Bauteil des Vitamins zumeist vergessen werden. Es aktiviert eine ganze Reihe von Enzymen, unter anderem sorgt Kobalt dafür, daß genügend Eiweiß aufgebaut wird. Es unterstützt die Wirkung anderer Mineralstoffe, etwa die Aufnahme von Jod in die Schilddrüse und das Freisetzen von Eisen aus Speichern.
Kobalt ermöglicht nicht nur das Ausreifen der roten Blutkörperchen, sondern regt auch deren Produktion an, und zwar auf indirektem Wege: Das Spurenelement läßt in den Nieren mehr von deren Hormon Erythropoetin entstehen, das wiederum im Knochenmark die Blutbildung stimuliert.
Kobalt hat aber auch eine Kehrseite. Im Übermaß verdrängt es Kalzium aus den Zellen und stört dadurch die Arbeit des Herzmuskels, führt sogar zu Herzinsuffizienz. Warnendes Beispiel dafür ist das »kanadische Biertrinkerherz«. Daran erkrankten in den 60er Jahren Kunden einer Brauerei in Kanada. Diese hatten ihrem Bier ein wenig Kobalt zugesetzt, damit der Schaum möglichst lange im Glas stehen bliebe. Wer reichlich davon trank, der bekam zuviel vom Kobalt. Das führte zu einer Herzschwäche, an der sogar einige der Biertrinker starben.

Kupfer: Hemmt Entzündung im Gelenk

Falls ein Mensch mehr Kupfer im Blut hat als normal, ist das nicht unbedingt die Folge einer vermehrten Zufuhr. Der erhöhte Serumspiegel kann durchaus das Anzeichen einer sinnvollen Abwehrreaktion des Körpers gegen eine Entzündung sein, beispielsweise gegen einen akuten Schub der chronischen Polyarthritis, in dem mehrere Gelenke entzündet sind.

Kupfer hat nämlich entzündungshemmende Eigenschaften. Flammt irgendwo im Körper eine Entzündung auf, gibt die Leber aus ihrem Speicher mehr von dem Spurenelement frei. Es aktiviert das sogenannte Retikulo-Endotheliale System (abgekürzt: RES). Dieser Bestandteil des Immunsystems umfaßt verschiedenartige »Freßzellen«, die allesamt zur Phagozytose fähig sind; im Falle einer Entzündung umfließen und verschlingen sie geschädigte und abgestorbene Zellen.

Wichtiger noch ist eine Wirkung des Kupfers in den Zellen selbst. Dort bildet es – gemeinsam mit dem Zink – das Enzym Superoxid-Dismutase (abgekürzt: SOD). Ist genügend davon vorhanden, werden alle Freien Radikale unschädlich gemacht, die bei der Verwertung von Sauerstoff anfallen; das Enzym ergänzt also die Arbeit der Antioxydantien wie Vitamin C und E und Beta-Carotin. Mangelt es an SOD, dann sammeln sich Sauerstoff-Radikale in den Zellen an und können Entzündungen auslösen. Zufuhr von Kupfer wirkt dieser Ursache entgegen, indem es eine vermehrte Bildung dieses Enzyms ermöglicht. Ist der Vorrat in der Leber erschöpft, sollte das Spurenelement als Arzneimittel der Orthomolekularen Medizin eingenommen werden.

Für die entzündungshemmende Wirkung vom Kupfer gibt

es hieb- und stichfeste Beweise, sowohl bei seiner alleinigen Anwendung als Mono-Präparat als auch in Kombination mit Arzneimitteln der Schulmedizin. Bei Versuchen in Amerika wurde Aspirin als dortiges Standardmittel gegen Gelenkrheumatismus gemeinsam mit Kupfer in einer Verbindung als Kupfer-Aspirinal versuchsweise Patienten verabreicht. Die schmerzstillende Wirkung wurde dadurch um das zehn- bis 20fache verstärkt. Zudem hatte das Aspirin in dieser Kombination weitaus weniger unerwünschte Nebenwirkungen, weil Kupfer die Magenschleimhaut vor seinen Angriffen schützt.

Wohlgemerkt: Auf diese Weise wurden wohl die Symptome der Gelenkentzündung behandelt, nicht aber die eigentliche Ursache der Polyarthritis. Sie ist in den meisten Fällen eine Autoimmunkrankheit, bei der das Immunsystem körpereigenes Gewebe in den Gelenken als fremd verkennt und deshalb angreift. Um diesen fundamentalen Irrtum zu korrigieren und Rheuma nachhaltiger zu beeinflussen, muß man in das Immungeschehen selbst eingreifen – so wie wir es im Schwarzwald Sanatorium Obertal sehr erfolgreich mit der Thymosand-Therapie tun.

Zurück zum Kupfer. Sein Anteil an dem SOD-Enzym hat noch andere Bedeutung. Dazu gehört das Abfangen der Freien Radikale, die entstehen, wenn ionisierende Strahlen auf die Zellen treffen. Das geschieht nicht nur bei Strahlentherapie und Röntgendiagnose; Strahlen dringen jederzeit aus der natürlichen Umwelt auf den Menschen ein – vom Himmel, aus dem Boden, sogar aus bestimmten Baumaterialien von Häusern. Kupfer macht die Zellen gewissermaßen strahlenfester, haben Tierversuche amerikanischer Wissenschaftler bewiesen. Mäuse erhielten erst eine organische Kupferverbindung ins Futter gemischt, dann wurden sie einer an sich tödlichen Dosis von Gamma- und

Röntgenstrahlen ausgesetzt. Dennoch überlebten 58 Prozent der Tiere länger als 30 Tage; dagegen waren alle Mäuse einer Vergleichsgruppe, die kein Kupfer, jedoch dieselbe Strahlendosis erhalten hatten, nach 18 Tagen tot.

Kupfer tut noch viel mehr für den Menschen. Es ist in den meisten Antikörpern zur Abwehr eingedrungener Krankheitserreger enthalten und schützt auf diese Weise vor Infektionen.

Es ist – in Zusammenarbeit mit dem Vitamin C – an der Bildung des Kollagens beteiligt; unter anderem macht es die Knochen fest, indem es die sogenannte Quervernetzung zwischen deren Längsfasern einleitet. Mangelt es an Kupfer, werden die Knochen brüchig – diese zusätzliche Ursache der Osteoporose wird noch zuwenig bedacht.

Kupfer ist über das Enzym Tyrosinase beteiligt am Stoffwechsel des Pigments Melanin, das der Haut die Farbe gibt. Ein Mangel daran zeigt sich zunächst in weißen Flecken; schlimmstenfalls bleicht die ganze Haut aus, und der Betroffene wird zum Albino.

Was Kupfer unentbehrlich macht, das ist auch seine Beteiligung an der Blutbildung. Neben Eisen und Kobalt ist es das dritte »Blut-Element«. Eisen wäre gänzlich nutzlos, gäbe es Kupfer nicht. Damit der Körper das zweiwertige Eisen (die »Wertigkeit« nennt die Anzahl der Wasserstoff-Atome, die ein Atom des Elements binden kann) aus den Nahrungsmitteln verwerten kann, muß es in seine dreiwertige Form umgewandelt werden – und das ist nur mit Hilfe des kupferhaltigen Enzyms Ferrioxidase möglich (auch Vitamin C muß dabeisein). Eine mögliche Konsequenz dessen: Trotz ausreichender Zufuhr von Eisen kann eine Eisenmangel-Anämie entstehen, falls es an Kupfer mangelt. Ist diese Ursache gesichert, können schon kleinste Mengen von diesem Spurenelement die Blutarmut beseitigen.

Vom Kupfer kann der Mensch auch zuviel bekommen. Diese Gefahr droht Haushalten, deren gesamtes Wasser einen Enthärter durchläuft. Infolgedessen werden die Rohre innen nicht mehr mit einer Kalkschicht ausgekleidet, und mehr Kupfer wird aus ihnen im Wasser gelöst. Kleinkinder reagieren besonders empfindlich darauf, wenn Babynahrung mit diesem Wasser zubereitet wird, aber auch Erwachsene können unter dem Übermaß an Kupfer leiden. Das zeigt sich unter anderem in psychischen Störungen und in Änderungen des Verhaltens, die unruhig und aggresiv werden lassen.

Lithium: Verhindert Depressionen

Ärzte im amerikanischen Bundesstaat Texas entdeckten einen gravierenden Unterschied in der Volksgesundheit: Während die Einwohner von El Paso psychisch ungemein stabil waren, mußten in der Stadt Dallas siebenmal soviel Menschen mit psychiatrischen Erkrankungen in Kliniken behandelt werden. Die Ursache dafür fand sich schließlich im Trinkwasser: In Dallas wurde es aus Brunnen dicht unter der Oberfläche gewonnen und enthielt sehr wenig Lithium, für El Paso wurde es aus großer Tiefe hochgepumpt und brachte reichlich von diesem Spurenelement mit.
Lithium wirkt normalisierend auf gewisse Funktionen der Nervenzellen im Gehirn. Das hatte als erster der australische Psychiater John Cade bereits im Jahre 1949 erkannt, war damals jedoch nicht beachtet worden. Zwar ist bis heute nicht genau bekannt, was das Spurenelement im Gehirn bewirkt. Aber Lithium ist mittlerweile etabliert als zuverlässiges Mittel zur Vorbeugung von Depressionen; sowohl von deren »unipolarer Form«, die den Betroffenen

mit einem Gefühl der Hoffnungs- und Hilflosigkeit niederdrückt als auch von deren manisch-depressiver Form, die den Patienten sich abwechselnd »zu Tode betrübt« und »himmelhochjauchzend« fühlen läßt. Gegen gesteigerte Aggressivität soll es beruhigend wirken, und bei so manchem Fall von »Freß-Brechsucht« kann es den Psychiater ersetzen. Unter dieser Bulimie leiden vor allem Frauen; erst stopfen sie Unmengen an Lebensmitteln in sich hinein, um bald darauf alles wieder zu erbrechen.

Soll Lithium hilfreich sein, dann muß es über lange Zeit und mit großer Regelmäßigkeit angewendet werden, und zwar unter ständiger ärztlicher Kontrolle. Denn das Spurenelement kann unerwünschte Wirkungen haben wie Händezittern, Durchfall, Unterfunktion der Schilddrüse, Störungen der Nieren. Es hängt vor allem von der richtigen Dosis ab, damit der spürbare Nutzen ohne großen Schaden zu gewinnen ist – und die kann nur der Arzt bestimmen.

Das gilt auch für eine andere Indikation, die es erst seit wenigen Jahren gibt. Lithium ist ein sogenannter Immunmodulator, der das körpereigene Abwehrsystem positiv beeinflußt. Es regt vor allem die Bildung von Leukozyten an; das sind spezialisierte weiße Blutkörperchen im Dienste der Immunabwehr. Diese Wirkung macht das Spurenelement wertvoll als Hilfsmittel in der Krebsbehandlung, die häufig eine unvermeidliche Kehrseite hat. Werden nämlich die bösartigen Geschwülste mit Zytostatika (das sind Medikamente, welche die Zellteilung hemmen) und mit Strahlen behandelt, wird auch das Knochenmark in Mitleidenschaft gezogen; infolgedessen werden weniger Leukozyten gebildet, und der Patient wird anfälliger für Infektionen. Wird dagegen zur Chemo- und Radiotherapie zusätzlich Lithiumkarbonat verabreicht, kann es diese »Leukozytendepression« und deren Folgen vermindern.

Versuche deutscher Mediziner bestätigen diese Wirkung vom Lithium. Bei den Patienten, die es als sogenanntes Adjuvans erhielten, verkürzte es sowohl die Fieberphasen als auch die Aufenthaltsdauer im Krankenhaus. Darüber hinaus verbesserte es durch seine antidepressive Wirkung das Befinden der Krebskranken – mehr Lebensqualität ist gerade in diesen Fällen als Nebenwirkung sehr erwünscht.

Mangan: Normalisiert Blutzucker

»Mangan ist... für Aufbau und Erhaltung des Skeletts erforderlich«. Mit diesen dürren Worten beschreibt die Deutsche Gesellschaft für Ernährung eine der wichtigen Funktionen dieses Spurenelements. Was das für den Menschen bedeutet, veranschaulicht besser der Fall eines amerikanischen Baseballspielers.

Der Mann hatte sich beim Spiel mehrere Knochen gebrochen, und diese heilten außerordentlich schlecht. Schuld daran war eine Osteoporose, infolgederer zuwenig Knochengewebe neu gebildet wurde. Weil diese Krankheit in solch jungen Jahren ungewöhnlich ist, suchten die Ärzte nach der Ursache und fanden sie schließlich in einer Serumanalyse: Mangan war im Blut des Patienten überhaupt nicht nachzuweisen, auch die Werte für Zink und Kupfer waren sehr niedrig. Daraufhin wurde das Spurenelement als Arzneimittel gegeben, und der Sportler hatte bald wieder heile Knochen.

Diese und andere Wirkungen vom Mangan kommen indirekt zustande. Es aktiviert eine ganze Reihe von Enzymen; unter anderem solche, die unerläßlich sind für die Bildung von Kollagenen und Mukopolysacchariden als wesentliche Bestandteile des Stütz- und Bindegewebes in Haut,

Knorpel, Sehnen, Knochen. In diesem Zusammenhang findet auch eine Beobachtung deutscher Wissenschaftler ihre Erklärung: Mangelt es an Mangan, ist die Bildung von Knorpel und der »Gelenkschmiere« Synovia gestört; das könnte die Ursache von Gelenkschmerzen sein und zudem das Entstehen von Arthrose und Rheuma fördern.
Über Enzyme ist Mangan an vielen Prozessen des Stoffwechsels beteiligt, darunter an der Gewinnung von Glutaminsäure für die Versorgung des Gehirns sowie am Abbau von Eiweiß zu Harnstoff. Sein Mitwirken an der Verwertung der Kohlenhydrate ist zumindest in Tierversuchen geklärt: Ein Mangel an Mangan hemmt die Funktion der sogenannten B-Zellen in der Bauchspeicheldrüse, die das Hormon Insulin produzieren, und läßt den Blutzuckerspiegel ansteigen. Umgekehrt berichten Ärzte über die erfolgreiche Behandlung von Patienten, die an einer Hypoglykämie mit zuwenig Blutzucker litten: Allein die Gabe von Mangan genügte in einigen Fällen, um den Blutzuckerspiegel anzuheben und die Symptome der »Unterzuckerung« zu beseitigen wie Schweißausbrüche, Schlaflosigkeit, Muskelschmerzen, Heißhunger abwechselnd mit Appetitlosigkeit, Nervosität, Depressionen. Dieser scheinbare Widerspruch in der Wirkung des Mangans muß noch geklärt werden; möglicherweise ist er eine Frage der Dosis.
Als sicher gilt, daß das Spurenelement noch eine Vielzahl anderer Funktionen im Organismus erfüllt. So ist aus Versuchen mit Mäusen bekannt, daß Fehlen von Mangan zu Unfruchtbarkeit und zu Komplikationen während der Schwangerschaft führt. Das könnte auch beim Menschen der Fall sein.
Wie dem auch sei. Bei der Anwendung vom Mangan gilt wie bei allen anderen Nährstoffen derselbe Grundsatz von der Harmonie der Elemente, die Voraussetzung ist für ei-

nen Erfolg und deren Wechselwirkung deshalb stets bedacht werden müssen. Im konkreten Fall bedeutet das: Wird Mangan angewendet, muß auch Zink zugeführt werden, weil es sonst dem Körper bald daran mangeln würde.

Molybdän: Partner der Minerale

Der Körper eines erwachsenen Menschen enthält nur ein einziges Milligramm (= 1/1000 g) Molybdän – 50mal weniger als Kupfer und 1000mal weniger als Zink. Dennoch ist dieses Schwermetall ebenso wie die beiden anderen ein »essentielles Spurenelement« – sein Fehlen ist unvereinbar mit Gesundheit und führt zu Mangelerscheinungen.

Daß der Mensch unbedingt Molybdän zum Leben braucht, entdeckten unabhängig voneinander zwei Arbeitsgruppen im Jahre 1953, und zwar in dem Enzym Xanthinoxidase. Es ist eine Voraussetzung für die Verstoffwechselung der Purine; diese Substanzen werden vor allem mit Fleisch und Fleischwaren aufgenommen, auch im Spargel, und zu Harnsäure abgebaut – dank des eben genannten Metallenzyms. Mangel an Molybdän schwächt die Aktivität der Xanthinoxidase, die beim Abbau von Purinen eine wichtige Rolle spielt. Diese Erkenntnis wird mittlerweile therapeutisch genutzt: Ist der Harnspiegel zu hoch, wird dieses Enzym gehemmt, um die erhöhten Werte zu senken.

Ähnliche Funktionen erfüllt Molybdän in mindestens zwei anderen Enzymen. In der Aldehydoxidase, die Alkohol in der Leber umwandeln hilft, und in der Sulfitoxidase, welche die eine Schwefelverbindung Sulfit in eine andere namens Sulfat überführt. Was sich hier so lapidar lesen mag, ist unabdingbar für ein gesundes Leben; ein angeborener

Mangel an Sulfitoxidase führt beim Kind zu schwersten Stoffwechselstörungen und endet im Schwachsinn.
Molybdän arbeitet mit anderen Mineralstoffen und Spurenelementen zusammen. Ein besonders enges Verhältnis hat es zu den Fluoriden. Es erleichtert im Darm ihre Aufnahme in den Organismus ebenso wie deren Einlagerung im Knochengewebe und in den Zahnschmelz. Diese Kooperation führt zu der naheliegenden Annahme, daß Molybdän ein zusätzlicher Schutzfaktor gegen Osteoporose und Karies sein könnte. Bestätigt wird sie durch einen Befund britischer Mediziner der Universität Birmingham: Je mehr von dem Spurenelement im Boden enthalten ist, desto weniger Löcher entstehen in den Zähnen der Schulkinder, die auf ihm leben.
Eine ganz andere Funktion erfüllt Molybdän für das Eisen. Es hilft dabei, dieses Element aus der Verbindung freizusetzen, in der es vom Blut transportiert wird; erst danach kann es für den Aufbau der roten Blutkörperchen genutzt werden. Mangelt es an Molybdän, dann kommt es zwangsläufig zu einem relativen Mangel an Eisen. Obgleich genügend davon im Körper vorhanden ist, steht zuwenig für die Blutbildung zur Verfügung, und es kann – ganz ähnlich wie bei einem Mangel an Kupfer – zu einer Eisenmangel-Anämie kommen. Solche Fälle müssen dementsprechend behandelt werden – nicht etwa durch Zufuhr von Eisen, sondern durch Einnehmen von Molybdän.

Nickel: Helfer für Hormone

Vom Nickel ist, leider, viel mehr Negatives als Nützliches bekannt. Bei vielen jungen Menschen verursacht es die sogenannte Jeansknopf-Dermatitis. Dieses Ekzem entsteht, weil die Haut krankhaft überempfindlich reagiert auf das Nickel aus dem Knopf – typischerweise am Nabel, wo die Hose die nackte Haut berührt.

Daß Nickel ebenfalls ein essentielles, also lebensnotwendiges Spurenelement ist, gilt heute noch mehr als Vermutung denn als Tatsache. Dieses Nichtwissen hat einen ganz einfachen Grund: Weil viele Nahrungsmittel reichlich davon enthalten, ist ein Mangelzustand unwahrscheinlich – und deshalb das Metall für die Forschung weniger interessant. Dennoch mehren sich Hinweise auf nützliche Funktionen. So verändert Nickel die Wirksamkeit bestimmter Hormone. Es verstärkt den blutzuckersenkenden Effekt vom Insulin und kann damit gegen Zuckerkrankheit hilfreich sein. Es mindert die Wirkung des Streßhormons Adrenalin und könnte den Körper vor Schäden bewahren, etwa ein bereits krankes Herz vor dessen aufpeitschender Wirkung.

Gemessen sind auch charakteristische Veränderungen der Nickelwerte im Blut. Erniedrigt sind diese bei Leberzirrhose und Nierenversagen, erhöht bei den meisten Patienten mit Herzinfarkt. Welche Ursachen diese Abweichungen von der Norm haben, ist ebenso ungeklärt wie deren Bedeutung für die Praxis. Gerade das sollte Nickel in Zukunft zu einem bevorzugten Objekt von Forschungsarbeiten machen – denn so unwichtig, wie es vor kurzem noch schien, ist dieses Spurenelement ganz sicher nicht.

Schwefel: Elixier für Haut und Haare

Schwefel ist als Heilmittel altbekannt. Äußerlich angewendet wirkt es auf die Haut, löst Schuppen und erweicht Hornsubstanzen. Es wird deshalb als Badezusatz und in

Präparaten gebraucht gegen verschiedenste Erkrankungen von Akne, Ekzemen, Krätze bis hin zu Pickeln und übermäßiger Talgabsonderung, die das Gesicht so unschön glänzen läßt. Innerlich angewendet, regt es die Darmtätigkeit an und beseitigt Verstopfungen auf natürliche Weise; bekanntestes Mittel zu diesem Zweck ist das Glaubersalz (= Natrium sulfuricum), das am angenehmsten mit natriumsulfathaltigen Mineralwässern aufzunehmen ist.

Schwefel hat darüber hinaus für den gesunden Menschen fundamentale Bedeutung. Zum einen, weil es in jeder Zelle seines Körpers enthalten ist. Das Spurenelement ist nämlich wesentlicher Bestandteil der Aminosäuren Cystin und Methionin, aus denen wiederum sehr viele Eiweißverbindungen aufgebaut sind. Auf diese Weise wirkt Schwefel in dem Stoffwechselhormon Insulin mit und ist besonders reichlich im Keratin enthalten, der Grundsubstanz von Haaren und Nägeln; es ist auch der Schwefel, der so unangenehm riecht, wenn Haare verbrennen.

Zum anderen ist Schwefel in der Leber daran beteiligt, den Körper von Schadstoffen aus dem Stoffwechsel zu befreien; in Form von Sulfat hilft er, beispielsweise Phenole und Indoxyl so zu verändern, daß sie über die Nieren ausgeschieden werden können.

Und drittens ist der Organismus auf Schwefel angewiesen, um andere Nährstoffe verwerten zu können, etwa die Vitamine B_1 und Biotin.

Selen: Überall im Immunsystem

Das Selen hat die erstaunlichste Karriere aller Spurenelemente hinter sich. Bis zum Jahre 1957 galt es generell als ein Gift, das dem Menschen nichts als schadet. Diese Einschätzung änderte sich, als Tierversuche ergaben: Ratten, die sehr wenig Selen im Futter erhielten, gingen bald an Lebernekrose zugrunde; umgekehrt konnte ein Mehr davon diese Schädigung der Leberzellen verhüten. Der Durchbruch jedoch gelang erst im Jahre 1973 mit der Entdekkung, daß Selen ein wesentlicher Bestandteil des Enzyms Glutathionperoxidase ist; jedes seiner Moleküle enthält vier Atome Selen.

Dieses Enzym hat größte Bedeutung im Schutzsystem des Organismus gegen die – schon häufig genannten – Freien Radikale. Als sogenanntes Antioxydans verhindert es, daß sich beim lebensnotwendigen Abbau der Fettsäuren zu viele Hydroperoxide ansammeln, die sowohl einzelne Bestandteile der Zellen als auch ganze Gewebe zerstören können; Selen arbeitet dabei besonders eng mit dem Vitamin E zusammen. Sehr wahrscheinlich gibt es mindestens vier weitere selenhaltige Enzyme. Allein sein Anteil an der Glutathionperoxidase genügt, um Selen zu einem essentiellen Spurenelement zu machen, das unerläßlich ist für die Funktion des gesamten Organismus und für die Erhaltung der Gesundheit. Darüber hinaus ist Selen zumindest als ein Adjuvans zu gebrauchen; das heißt: als ein wertvolles Hilfsmittel bei der Behandlung einer ganzen Anzahl verschiedener Erkrankungen.

Die systematische Erforschung der Wirkung vom Selen hat gerade erst begonnen. Dennoch haben Beobachtungen in der Klinik und Versuche in Laboratorien bereits eine Fülle von Ergebnissen erbracht. Sie können von der Grundlagenforschung noch nicht gänzlich erklärt werden, geben jedoch Anlaß zu großen Hoffnungen. Hier ein Überblick über den gegenwärtigen Stand des Wissens.

Selen beeinflußt sämtliche Bereiche des Immunsystems, sowohl dessen unspezifische Reaktion durch Phagozyten (das sind die »Freßzellen«, die sich alle fremden und schädlichen Dinge einverleiben) als auch die spezifische Immunantwort mit Antikörpern und Killerzellen, die sich gezielt gegen Erreger und Fremdkörper wenden.

Ein Mangel an Selen begünstigt daher das Entstehen so weitverbreiteter Erkrankungen wie Allergien, Rheuma, Krebs, und er macht den Menschen anfälliger für Infektionen. Die zuletzt genannte Folge führte zum ersten Nachweis einer Selenmangelkrankheit. Das ist die »Keshan-Krankheit«. Sie wird so genannt nach der chinesischen Region Keshan, in der unerklärlicherweise viele Kinder, Jugendliche, Frauen an einem Herzmuskelschaden erkrankten, infolgedessen unter Rhythmusstörungen und auch Lungenödemen litten, schließlich an Herzversagen starben. In internationaler Zusammenarbeit gelang es, das Geheimnis zu lüften. Boden, Wasser, Pflanzen von Keshan enthalten äußerst wenig Selen; dieser Mangel schwächte die Immunabwehr der Bewohner derart, daß sogenannte Coxsackie-B4-Viren ihre Herzen befallen und die Kardiomyopathie verursachen konnten. Seitdem das bekannt ist, erhalten alle Menschen in Keshan einmal in jeder Woche eine Tablette mit 0,3 Milligramm Selen; diese Spur vom Element genügt, um sie gesund zu erhalten.

Aufgrund dieser guten Erfahrung sollte bei jeder Behandlung, die auf bzw. über das Immunsystem wirkt, Selen nicht fehlen. Dazu eine Anmerkung: Unsere Immuntherapie mit Thymosand berücksichtigt das; denn im Thymusgewebe, aus dem ja die wirksamen Faktoren gewonnen werden, sammelt sich Selen rasch und reichlich an.

Selen schützt das Herz des Menschen vor einem Infarkt und hilft ihm, zu überleben, falls es dennoch davon betroffen ist. Der erste Hinweis darauf kam wieder aus der Statistik. In den Gegenden Finnlands und der USA, in denen ein

Mangel an dem Spurenelement besteht, gab es wesentlich mehr Todesfälle durch Herz-Kreislauferkrankungen als in anderen Landesteilen mit ausreichender Versorgung mit Selen.
Mediziner gingen diesem Zusammenhang nach und entdeckten, daß Selenmangel dem Herzen mehrfach schaden kann. Zum einen begünstigt er das Entstehen der Arteriosklerose, welche die Blutgefäße im Herzmuskel einengt und seine Versorgung mit Sauerstoff verringert. Zum anderen läßt er die Blutplättchen leichter miteinander verkleben, so daß sich Thrombosen bilden und eine bereits eingeengte Koronararterie völlig verschließen.
Ist auf diese Weise ein Infarkt entstanden, könnte Selen mithelfen, Patienten vor dem Herztod zu bewahren. Diese Hoffnung machen Versuche mit Schweinen, deren Herz-Kreislaufsystem dem des Menschen am ähnlichsten ist. Bei vorsätzlich hervorgerufenen Infarkten verhinderte Selen das Auftreten des gefürchteten Kammerflimmerns, bei dem der Herzmuskel sich unkoordiniert bewegt, so daß die meisten Tiere überlebten. Zudem verbesserte es die Mikrozirkulation in den kleinen Gefäßen, die daraufhin dem betroffenen Gewebe wieder mehr Sauerstoff zuführte, und es verschaffte dem angeschlagenen Herzmuskel Schonung, indem es den Blutzucker senkt und auch den peripheren Gefäßwiderstand, gegen den er das Blut in den Kreislauf pumpen muß. Bald nach Bekanntwerden dieser Zusammenhänge hat die Regierung von Finnland Konsequenzen daraus gezogen. Sie läßt dem Tierfutter und dem Getreide Spuren von Selen zusetzen. Seither ist die Zahl der Herztoten dort zurückgegangen.
Selen ist wirksam gegen Krebs, sowohl zur Vorbeugung als auch bei der Behandlung. Seine prophylaktische Wirkung kommt zu einem Gutteil über die Stärkung des Immunsy-

stems zustande; unter anderem vermehrt es eindeutig die Anzahl und die Aktivität der sogenannten Natural-Killer-Zellen. Auch das bestätigt ein Befund aus der Keshan-Region in China. Seitdem deren Bewohner wegen der drohenden Herzerkrankung regelmäßig Selen zu sich nehmen, gibt es auch weniger Fälle von Leberkrebs, der früher dort sehr häufig aufgetreten ist.

Sogenannte In-vitro-Untersuchungen an Zellkulturen im Labor bewiesen, daß das Spurenelement nicht nur den Abbau von krebserregenden Substanzen zu weniger gefährlichen Stoffen bewirkt, sondern sogar Veränderungen im Erbmaterial rückgängig macht, die von diesen Cancerogenen ausgelöst worden sind. Daß ausreichende Zufuhr von Selen tatsächlich das Risiko einer Krebserkrankung mindert, bestätigt nicht zuletzt ein Experiment mit »C3H-Mäusen«. Von diesen speziell gezüchteten Versuchstieren erkranken etwa 80 Prozent spontan, also ohne jedes Zutun, an Brustkrebs; wird ihrem Trinkwasser etwas Selen zugesetzt, sinkt diese Quote auf nur 10 Prozent.

Bei der Behandlung von Krebserkrankungen kann das Spurenelement ein wertvolles Hilfsmittel sein. Wird es gemeinsam mit bestimmten Chemotherapeutika verabreicht, mindert es deren unerwünschte Wirkungen auf Herz und Nieren, ohne jedoch ihre Wirksamkeit gegen die Tumorzellen zu beeinträchtigen. Im Gegenteil: Selen vermag bei Krebs, die Zellatmung wieder zu steigern und dadurch die Tumorzellen wieder empfindlich zu machen für die Wirkung der Arzneimittel; es durchbricht also die gefürchtete Resistenz gegen Zytostatika, an der so manche Therapie scheitert.

In sehr hohen Dosen von 10 bis 20 Milligramm pro Tag (das ist das 50- bis 100fache des Bedarfs von gesunden Menschen) wirkt Selen selbst wie ein Medikament, indem es das krankhafte Wachstum der Geschwülste hemmt und sogar Krebszellen durch einen »zytotoxischen Effekt« abtötet. Diese Anwendung muß noch sehr viel besser erforscht werden, um sie genauer beurteilen zu können. Unter anderem fehlt die Antwort auf die Frage, ob Selen in derart großer Dosierung nicht doch zum lebensgefährdenden Gift wird.

Selen erfüllt viele weitere Funktionen im Körper. Das zeigt sich – unter anderem – daran, daß Patienten mit chronischem Gelenkrheumatismus, mit Schuppenflechte, mit Katarakt (= Grauer Star) eines gemeinsam haben: zuwenig Selen im Blut. Zwar müssen diese Leiden keine Selenmangelkrankheiten sein, möglicherweise aber läßt sich durch zusätzliche Gaben von dem Spurenelement ihr Entstehen verhindern und ihre Behandlung verbessern – was noch zu klären ist.

Gesichert dagegen ist, daß Selen Gifte aus der Umwelt im Körper unschädlich macht. Es geht mit den Schwermetallen Arsen, Blei, Cadmium, Quecksilber schwerlösliche Verbindungen ein, so daß sie den Menschen nicht krank machen können. Das gilt auch für das Quecksilber, das aus der Amalgam-Legierung in Zahnplomben freigesetzt wird; hat Selen es erst einmal an sich gebunden, ist es nicht mehr giftig. Allerdings hat dieser Schutz auch seine Kehrseite: Das Selen, das dafür verbraucht wird, steht für andere Aufgaben nicht mehr zur Verfügung; deshalb kann es sogar trotz an sich ausreichender Zufuhr zu einem sekundären Mangel an dem Spurenelement kommen. Um das zu verhindern, sollten die Menschen, die großen Belastungen durch Schadstoffe aus der Umwelt ausgesetzt sind bzw. die besonders empfindlich reagieren auf Quecksilber aus den Zahnplomben, mehr Selen aufnehmen als andere.

Vor einer Selbstbehandlung mit dem Spurenelement sei

nachdrücklich gewarnt. Für das Selen gilt dasselbe wie für viele Mittel der Orthomolekularen Medizin: Sowohl ein Mangel daran als auch ein Übermaß daran ist zu vermeiden. Zwar droht in der Bundesrepublik eher ein Mangel daran: Durchschnittlich nehmen hierzulande die Frauen 38 Mikrogramm und die Männer 47 Mikrogramm zu sich. Das ist eindeutig zuwenig: Mindestens 1 Mikrogramm pro Kilogramm Körpergewicht sollte es sein; die amerikanische Akademie der Wissenschaften hält zwischen 50 und 200 Mikrogramm für sicher und angemessen. Aber nur der erfahrene Arzt kann feststellen, ob ein Mensch über genügende Mengen von dem Spurenelement verfügt, ob eine erhöhte Zufuhr über Nahrungsmittel (vor allem mit Fleisch, Eiern, Fisch) genügt oder ob spezielle Präparate erforderlich sind, um einen Mangel daran auszugleichen bzw. um eine pharmakologische Wirkung als Arzneimittel zu erreichen.

Werden die Präparate nach Anweisung eingenommen, kommt es sicher nicht zu einer Selen-Vergiftung; bis zu 500 Mikrogramm pro Tag liegen noch im »ernährungsphysiologischen Bereich« und sind nicht schädlich. Zu einer Gefahr für die Gesundheit wird das Spurenelement erst, wenn es unvernünftigerweise in extrem hoher Dosierung mehrere Monate lang eingenommen wird. Erstes Warnzeichen einer Vergiftung damit ist ein knoblauchartiger Mundgeruch, später fallen die Haare aus, und die Fingernägel werden abgestoßen.

Silizium: Macht Adern elastisch

Was die Arterien fest und zugleich elastisch macht, das ist das Silizium. Seine Atome bilden gewissermaßen die Verstrebungen zwischen den Eiweißmolekülen im Gewebe und halten diese zusammen; auf ähnliche Weise hat es Einfluß auf die Entwicklung der Knochen und auf den Zustand des Bindegewebes.

In jungen Jahren erhält der Körper am meisten von diesem Spurenelement. Je älter der Mensch wird, desto mehr Silizium geht ihm verloren – auch aus den Arterien, die infolgedessen starrer und spröder werden. Ob darüberhinaus ein Zusammenhang zwischen abnehmendem Gehalt an Silizium und zunehmender »Verkalkung« durch Arteriosklerose besteht, ist zwar noch ungeklärt. Es gibt aber ernstzunehmende Hinweise darauf; so soll in Gegenden mit reichlich Silizium im Trinkwasser und in den Nahrungsmitteln die Arteriosklerose samt ihren Folgen wie Herzinfarkt und Schlaganfall seltener sein als anderswo.

Bestätigen sich diese Annahmen, dann könnte Kieselsäure mit ihrem Wirkstoff Siliziumdioxid ein Mittel zur Vorbeugung von Arteriosklerose sein. Heute wird sie vor allem als eine Art Schönheitsmittel angepriesen, das gerade dem Organ mehr Silizium zuführt, das besonders viel davon benötigt – das ist die Haut. Allerdings wird vielfach mehr versprochen, als gehalten werden kann; das Spurenelement kann möglicherweise den Zustand der Haut verbessern, ein Jungbrunnen ist es gewiß nicht.

Weniger bekannt ist die Anwendung von Silizium als Arzneimittel. Es wird auch in der Bundesrepublik noch immer gebraucht als »Stopfmittel«, das im Darm den Durchfall stoppen soll sowie als »Antazidum«, das im Magen überschüssige Säure bindet und vor allem zur Vorbeugung von Geschwüren dort genutzt wird. Diese Silikate bilden im Magen ein Gel, das dessen Schleimhaut auskleidet, einige Stunden lang an ihr haften bleibt und derweilen die Angriffe der Säure von ihr abhält.

Vanadium: Unterstützt das Insulin

Der Name Vanadium ist wohl kaum einem »Normalverbraucher« ein Begriff; ausgenommen den Stahlwerkern, die es dem Eisen zusetzen, um es härter und elastischer zugleich zu machen. Das Spurenelement tut jedoch allen Menschen gut. Indem es andere Mineralien dabei unterstützt, sich in Knochengewebe und Zahnschmelz einzulagern, schützt es vor Osteoporose und Karies. Indem es das Entstehen von Cholesterin im Stoffwechsel hemmt, wirkt es der Arteriosklerose entgegen.

Die Aufnahme von wenigen Mikrogramm Vanadium pro Tag deckt den Bedarf des Organismus und sichert seinen Nutzen. Darüber hinaus hat das Spurenelement noch eine ganz andere Wirkung: Es kann das Hormon bei der Behandlung der Zuckerkrankheit unterstützen.

Diese gänzlich neue, faszinierende Möglichkeit der Orthomolekularen Medizin zeichnet sich nach ersten Versuchen im renommierten Weizmann-Institut in Rehovot (Israel) ab. Dort gab man zuckerkranken Patienten keine Injektionen von Insulin, sondern setzte Vanadium ihrem Trinkwasser zu. Der Effekt war derselbe: Binnen vier Tagen normalisierte sich der Blutzuckerspiegel, und im weiteren Verlauf bildeten sich alle Diabetes-Symptome zurück; der Gewichtsverlust wurde nicht nur gestoppt, die Kranken nahmen sogar wieder zu; unerwünschte Wirkungen und Vergiftungserscheinungen traten nicht auf.

Diese Erkenntnis hat Eingang in die Praxis gefunden: Vanadium wird bei zuckerkranken Menschen zusätzlich therapeutisch angewendet, auch bei uns am Schwarzwald-Sanatorium Obertal in Baiersbronn. Das Spurenelement ist Bestandteil von Aminorell, einer der vier Säulen unserer Vital-Plus-Therapie.

Zink: Schützt im Innern und nach außen

Zink hat sich schon längst einen Stammplatz in vielen Hausapotheken gesichert. In Form von Zinksalbe werden mit ihm verschiedenste Hauterkrankungen kuriert. Aus ihr dringt das Spurenelement in die kranke bzw. verletzte Haut ein, steht dort für die Bildung neuer Zellen zur Verfügung, unterstützt somit die Heilung von Entzündungen, Ekzemen, Wunden.

Eine weitere Wirkung auf die Haut ist in Deutschland noch wenig bekannt, wird jedoch seit Jahrzehnten bereits im englischsprachigen Raum genutzt: Zink heilt Akne! Dort hat man nämlich festgestellt, daß während der Wachstumsjahre der Bedarf des Körpers daran besonders groß ist und daß es deshalb in der Pubertät leicht zu einem Mangel kommt. Zinkmangel bewirkt unter anderem, daß von der Haut vermehrt Hornzellen gebildet werden. Sie stauen Talg, der von Bakterien in freie Fettsäuren zersetzt wird, die wiederum Entzündungen verursachen mit den unschönen Knoten, Pusteln, Abszessen.

Werden dagegen Tabletten mit Zinkorotat als Wirkstoff angewendet, wird die Haut in drei Monaten wieder rein, glatt, gesund. Diese heilsame Wirkung des Spurenelements ist ebenso gut wie die der Tetrazykline, die als Antibiotika die krankmachenden Bakterien in der Haut vernichten; das hat ein vergleichender Test ergeben. Im Gegensatz zu diesem Arzneimittel beseitigt Zink die Verhornungsstörung der Haut als eigentliche Ursache der Akne – ganz im Sinne der Orthomolekularen Medizin.

Weitaus größere Bedeutung hat Zink für das Immunsystem des Menschen. Es erfüllt dort zum Teil gleiche Funktionen wie etwa das Selen, indem es die Bildung oder die Aktivität wichtiger Bestandteile der körpereigenen

Abwehr anregt, von den »Freßzellen« (= Phagozyten, die sich Erreger und Fremdkörper einverleiben und sie dadurch unschädlich machen) bis zu den »Gedächtniszellen« (die tatsächlich so heißen, weil sie nach dem ersten Zusammentreffen mit Bakterien oder Viren entstehen, sich bei erneutem Kontakt mit ihnen daran erinnern und unverzüglich die Bildung spezifischer Antikörper veranlassen). Darüber hinaus hat Zink im Immunsystem einzigartige Funktionen, die von keinem anderen Spurenelement übernommen werden können.

Was es so einzigartig macht, ist auch seine Bedeutung für die Thymusdrüse. Das interessiert uns im Schwarzwald Sanatorium Obertal besonders; immerhin haben wir dank unserer Thymosand-Therapie beste Erfahrungen mit der Wirkung von Thymusfaktoren auf das geschwächte bzw. gestörte Immunsystem des Menschen.

Zum besseren Verständnis zunächst eine grundlegende Erklärung.

Die Thymusdrüse ist gewissermaßen die Schulungsstätte für körpereigene Abwehrkräfte. Sind weiße Blutkörperchen im Knochenmark entstanden, werden sie hierher geschickt und zu Spezialisten ausgebildet, zu den sogenannten T-Lymphozyten (wobei T für Thymusdrüse steht). Diese wiederum haben ihre besonderen Fähigkeiten, etwa als »Helferzellen«, welche die Immunabwehr unterstützen, und als »Suppressorzellen«, welche nach erfüllter Aufgabe die Abwehrkräfte wieder dämpfen.

Und nun der spezielle Aspekt. Ein »Schulmeister« der Lymphozyten in der Thymusdrüse ist das Hormon Thymulin, und das ist auf die Hilfe von Zink als sogenannte Cofaktor angewiesen. Mangelt es an dem Spurenelement, verliert Thymulin seine biologische Wirksamkeit. Zwangsläufig können nicht mehr genügend T-Lymphozyten ausgebildet werden, und der betroffene Mensch verliert diesen wichtigen Schutz gegen Erkrankungen. Je weniger Zink der Organismus besitzt, desto schwächer ist sein Immunsystem.

Eine Folge dessen ist eine erhöhte Anfälligkeit für Infektionen. So haben Untersuchungen in Entwicklungsländern ergeben, daß mangelernährte Kinder dort 50- bis 500mal häufiger an den Kinderkrankheiten sterben als solche, die genügend Zink erhalten; selbst Schutzimpfungen retten sie nicht davor, weil bei ausgeprägtem Zinkmangel das Immunsystem nicht einmal mehr mit der Bildung von Antikörpern gegen die Erreger reagieren kann. Diese Zusammenhänge sind auch eine Erklärung dafür, warum Menschen während strenger, nicht ärztlich überwachter Hungerkuren leichter an Erkältungen oder anderen Infektionen erkranken. Zink ist ein wesentlicher Bestandteil vom Eiweiß; beim unkontrollierten Fasten geht dem Körper deshalb auch viel von dem Spurenelement verloren – und das fehlt dann dem Immunsystem.

Eine Zufuhr von Zink kann dank seiner vielfältigen, tiefgreifenden Wirkung die Abwehrkräfte anregen und stärken. Diese Therapie muß jedoch Sache eines erfahrenen Arztes sein, der die Dosis festlegt und den Verlauf überwacht. Wer sich auf eigene Faust behandelt, der kann sogar krank werden. Denn zuviel Zink ist ungesund, hat eine gegenteilige Wirkung und schwächt das Immunsystem.

Allein seine einzigartige Rolle bei der körpereigenen Abwehr macht das Zink zu einem essentiellen Spurenelement. Selbst sie ist nur ein Bruchteil seiner wahren Bedeutung für den Menschen. Es ist im Erbgut und in anderen Bestandteilen einer jeden Zelle enthalten, also unerläßlich für Wachstum und Erneuerung des Körpers. Es bildet den Kern von mehr als 70 Enzymen und erfüllt mit ihnen eine Vielzahl weiterer lebensnotwendiger Funktionen. Um nur einige zu nennen: Zink ist beteiligt über das Hormon Insulin am Zuckerstoffwechsel, über die alkalische Phosphatase am Aufbau der Knochen, über die Carboanhydrase an der Bildung von Säure im Magen und an der Ausscheidung von Urin durch die Nieren. Schließlich, wenngleich nicht letztendlich, reguliert Zink im Enzym Alkoholdehydrogenase in der Leber nicht nur den Abbau von Alkohol, sondern auch die Umwandlung von Vitamin A in Retinal, das für den Sehvorgang in der Netzhaut benötigt wird.

Fazit: Ohne Zink gibt es kein Leben. Andererseits kann die vermehrte Zufuhr des Spurenelements helfen, die Gesundheit zu erhalten bzw. wiederherzustellen. Im Rahmen der Orthomolekularen Medizin wird Zink gegen ein ganzes Spektrum von Krankheiten mit Erfolg angewendet. Es kommen noch immer Indikationen hinzu. Jüngsten Berichten zufolge hilft es gegen zwei sehr verschiedene Gesundheitsstörungen bei Frau und Mann.

Zum einen gegen Unfruchtbarkeit von Männern. In Fällen, in denen alle anderen Mittel und Methoden bereits versagt hatten, vermochte Zink die Zahl der Spermien zu vermehren und diese zugleich beweglicher zu machen, womit die Voraussetzungen für eine Befruchtung geschaffen waren.

Zum anderen bei der »Magersucht« (= Anorexia nervosa) der Frauen. Zink regte den Appetit derart an, daß die Patientinnen endlich wieder mehr aßen als zuvor, sich ihr körperlicher Zustand und ihre psychische Verfassung besserten. Für viele Frauen ist Zink aus einem anderen Grund sehr wichtig. Falls sie regelmäßig und jahrelang die Anti-Baby-Pille anwenden, sinkt – aus noch nicht gänzlich geklärten Gründen – der Zinkspiegel des Blutes. Die Folgen dessen zeigen sich vor allem an den Organen, die am meisten auf das Spurenelement angewiesen sind. Wegen Störungen des Immunsystems können Entzündungen der Eierstöcke (= Adnexitis) häufiger auftreten, und auf der Haut begünstigt der Mangel eine »periorale Dermatitis« mit Rötung und Bläschen rund um den Mund herum.

Mehr Zink als normal kann in diesen Fällen ein gutes Heilmittel sein. Doch auch hierfür gilt die Warnung vor der Selbstbehandlung. Weil Zink im Körper nicht nur mit dem Vitamin A, sondern auch mit einer ganzen Anzahl anderer Spurenelemente zusammenwirkt, kann ein Überschuß daran einen Mangel an Kupfer herbeiführen. Das ist in der Regel unerwünscht, nur in einem Ausnahmefall gewollt. Bei der sogenannten Wilson-Krankheit speichern Leber, Nieren, Gehirn, rote Blutkörperchen viel zuviel Kupfer; Zink wird als natürlicher Gegenspieler verabreicht – in der Hoffnung, daß es ihm gelingt, den Körper von dem schädlichen Übermaß an Kupfer zu befreien.

Weniger Zink als normal kündigt sich auf einzigartige Weise an: Es kommt zu Geruchs- und Geschmacksstörungen. Wenn also zunehmend häufiger etwas wahrgenommen wird, das »komisch riecht« oder »komisch schmeckt«, dann sind das Warnzeichen für einen Mangel an dem Spurenelement Zink. Darüber sollte man in jedem Fall mit dem Arzt reden!

Zinn: Wirkt über die Nieren

Jahrzehntelang wurde Zinn wenig beachtet. Zwar akzeptierte man es als lebensnotwendiges Spurenelement, aber das war lediglich aus Tierversuchen bekannt. Wurden Ratten ganz ohne Zinn ernährt, verzögerte sich ihr Wachstum, verloren sie Haare, verging ihnen der Appetit.

Jüngsten Erkenntnissen zufolge werden große Hoffnungen auf das Zinn gesetzt, insbesondere bei der Behandlung der essentiellen Hypertonie. Wie sie zustandekommt, ist noch immer ungeklärt. Es wird vermutet, daß eine Funktionsstörung der Niere den Blutdruck in krankhafte Höhen treibt. Deshalb setzen amerikanische Mediziner auch dort mit ihren Behandlungsversuchen bei Ratten an. Sie verabreichten ihnen Zinnchlorid, das die Aktivität des Enzyms Hämoxidase um das Fünffache steigerte; gleichzeitig ging der Blutdruck auf normale Werte zurück. Dieser Erfolg ist ebenso Anlaß zu weiteren Versuchen (die noch längst nicht abgeschlossen sind) wie zwei andere Befunde. Zum einen wirkt Zinnchlorid wie erwünscht nur in den Nieren; die Aktivität desselben Enzyms in der Leber bleibt unverändert. Zum anderen dauert die Wirkung des Spurenelementes lange an; noch sieben Wochen nach Absetzen hatten die Versuchstiere einen gesunden Blutdruck.

Eine andere Verbesserung bringt Zinn möglicherweise bei der Behandlung schwerster Fälle von Psoriasis. In Form von Zinn-Protoporphyrin wird es dem Patienten einmal infundiert, danach dessen kranke Haut an sieben Tagen hintereinander mit ultraviolettem Licht bestrahlt. Diese Photochemotherapie genügte bei ersten Versuchen, um die Schuppenflechte für Monate verschwinden zu lassen.

Essentielle Fettsäuren: Rohstoffe für Gewebshormone

Fett im Übermaß schadet der Gesundheit, ohne diesen Nährstoff jedoch kann der Mensch nicht existieren. Fett bringt in erster Linie die Energie zum Leben, ist Träger der fettlöslichen Vitamine und Lieferant der essentiellen Fettsäuren; diese müssen regelmäßig zugeführt werden, weil der Organismus sie nicht selbst herstellen kann (weil essentielle Fettsäuren diese Eigenschaft mit den Vitaminen gemeinsam haben, wurden sie einst auch »Vitamin F« genannt).

Linolsäure ist die wichtigste von ihnen. Sie ist vor allem in pflanzlichen Ölen aus Distel, Sonnenblume, Maiskeimen, Soja, Baumwollsaat enthalten. Die beiden anderen sind die Linolensäure aus dem Leinöl sowie die Arachidonsäure, die allerdings auch im Körper aus der Linolsäure gebildet werden kann. Welch wichtige Funktionen sie erfüllen, zeigt sich besonders deutlich, wenn es an ihnen mangelt. Dann ist das Wachstum behindert, die Wundheilung verzögert, im Blut entstehen eher Gerinnsel, und der Mensch ist anfälliger für Infektionskrankheiten, weil sein Immunsystem nicht mehr bestmöglich funktioniert.

Vermehrte Zufuhr der essentiellen Fettsäuren kann diese Mangelzustände beheben, besser noch verhüten. Im Sinne der Orthomolekularen Medizin genutzt werden auch zwei Verbindungen, die normalerweise erst im Stoffwechsel aus Linolen- bzw. Linolsäure entstehen. Die eine ist die Gamma-Linolensäure, die für Arzneimittel aus Samen von Schwarzer Johannisbeere und Nachtkerze gewonnen wird. Die andere ist die Eikosapentaensäure, bekannter als Omega-3-Fettsäure, aus dem Öl von Meeresfischen wie Lachs, Makrele, Hering, Sardine.

Ihre größte Bedeutung haben alle essentiellen Fettsäuren als Rohstoffe, aus denen die sogenannten Prostaglandine gebildet werden. Diese Substanzen werden auch Gewebshormone genannt; obgleich sie nicht von Drüsen abgesondert werden, haben sie in winzigen Mengen ebenso große Wirkung wie richtige Hormone. Zudem sind sie überall im Körper vorhanden und verantwortlich für eine Vielzahl von Effekten.

Die essentiellen Fettsäuren werden über diese Prostaglandine zu Schutzmitteln für Herz und Kreislauf. Sie senken erhöhte Blutspiegel von Cholesterin und der Triglyzeride (das ist eine andere Form von Blutfetten), wirken dadurch der Arteriosklerose entgegen. Sie verhindern, daß Blutplättchen zu Thromben verklumpen, die zum Beispiel einen Herzinfarkt oder eine Lungenembolie verursachen. Sie verbessern die Fließeigenschaften des Blutes, machen es »dünnflüssiger«, so daß es besser durch bereits verengte kleinste Blutgefäße strömen und die Gewebe dort wieder besser versorgen kann. Sie senken einen krankhaften erhöhten Blutdruck und beseitigen mit ihm einen der wichtigsten Risikofaktoren für Arteriosklerose. Mit diesen Effekten der Prostaglandine wird erklärt, warum Eskimos etwa 40mal weniger vom Herzinfarkt gefährdet sind als Mitteleuropäer – dank reichlich Fisch bei Tisch nehmen sie mindestens 10mal mehr Omega-3-Fettsäuren zu sich.

Wegen anderer Wirkungen haben die essentiellen Fettsäuren weiteren möglichen Nutzen als Mittel zur Behandlung von Krankheiten. Alle diese Bemühungen sind zwar über erste Anfänge noch nicht hinausgekommen, lassen aber hoffnungsvolle Ansätze erkennen, wie drei Beispiele beweisen.

Essentielle Fettsäuren hemmen Entzündungen, wurden deshalb versuchsweise bei chronischer Polyarthritis angewendet. Rheuma-Patienten, die drei Monate lang zusätzlich Fischöl-Kapseln einnahmen, konnten hinterher die Gelenke am Morgen leichter bewegen und mit den Händen wieder kräftiger zugreifen.

Essentielle Fettsäuren sind Bestandteile vieler Zellstrukturen, insbesondere in den Nervenzellen. Das gab Anlaß zu einem Behandlungsversuch der Multiplen Sklerose; bei dieser Krankheit von Gehirn und Rückenmark entstehen an den Nerven viele (= multiple) kleine, verstreute Entzündungsherde, die später verhärten (= Sklerose). Patienten im Anfangsstadium nahmen regelmäßig Gamma-Linolensäure zu sich. Während der 30 Monate des Versuchs verschlechterte sich ihr Zustand nicht, und das ist schon ein Erfolg. Wie er zustandekommt, muß noch erforscht werden. Besteht die Multiple Sklerose schon länger oder ist sie bereits weiter fortgeschritten, zeigt der Nährstoff leider keine Wirkung mehr.

Essentielle Fettsäuren erhalten die Haut gesund. Bei einem Mangel daran wird sie trocken, rauh und schuppig. Neuesten Erkenntnissen zufolge spielen sie auch eine wesentliche Rolle bei der Entstehung der Neurodermitis; dieses Hautleiden tritt bereits bei kleinsten Kindern auf, mit Rötung und Verdickung von Hautstellen und mit einem quälenden Juckreiz. Untersuchungen deutscher Mediziner haben ergeben, daß eine Mit-Ursache eine Stoffwechselstörung sein könnte: Im Blut von Patienten war zwar ausreichend Linolsäure enthalten, aber zuwenig Gamma-Linolensäure; ihnen fehlt höchstwahrscheinlich von dem Enzym Desaturase, das die erste Form der essentiellen Fettsäuren in die zweite überführt. Theoretisch müßte es deshalb möglich sein, durch Zufuhr von Gamma-Linolensäure diesen Mangelzustand auszugleichen und die Neurodermitis zumindest zu bessern bzw. von vornherein zu verhindern. Klinische Versuche sollen so bald wie möglich klären, ob das eine oder das andere möglich ist.

Einen Nutzen haben diese Untersuchungen bereits. Sie erklären, warum Stillen manche Säuglinge vor einer Neurodermitis bewahren kann: Mit der Muttermilch erhalten sie dreimal mehr Gamma-Linolensäure als aus der Kuhmilch.

Essentielle Aminosäuren: Bausteine aller Zellen

Der Körper eines 70 Kilogramm schweren Menschen besteht zu etwa 13 Kilo aus Eiweißstoffen. Sie sind unter dem Oberbegriff Proteine zusammengefaßt, erfüllen jedoch eine Vielzahl unterschiedlicher fundamentaler Aufgaben. Als Enzyme, ohne die der Stoffwechsel nicht möglich wäre. Als Hormone, die von Drüsen gebildet und mit dem Blut über den ganzen Körper verteilt werden, um als Botenstoffe lebenswichtige Funktionen zu steuern. Als Strukturproteine, die – unter anderem – als Kollagen der Haut, dem Bindegewebe, den Knochen ihre Struktur und Festigkeit geben. Als sogenannte kontraktile Proteine, die chemische Energie in Bewegung umwandeln, etwa in der Muskulatur. Als Antikörper, die wesentliche Bestandteile des Immunsystems sind.

Alle diese Proteine bestehen aus hunderten bis tausenden kleinster Bausteine, die in vielerlei Variationen die großen Eiweißmoleküle bilden. Es sind die sogenannten Aminosäuren. Insgesamt gibt es 24 von ihnen. Die meisten kann der Körper aus anderen Verbindungen selbst gewinnen. Bei acht von ihnen ist das nicht möglich; das sind die »essentiellen Aminosäuren«, die regelmäßig und ausreichend mit der Nahrung zugeführt werden müssen. Ihre Namen: Leucin, Isoleucin, Lysin, Methionin, Phenylalanin, Threonin, Tryptophan, Valin.

Fehlt auch nur eine der essentiellen Aminosäuren, kann das der Gesundheit schaden. Nicht nur, weil sie für Aufbau und Ersatz der Körpersubstanz unverzichtbar sind, sondern auch, weil sie im Organismus noch andere Funktionen zu erfüllen haben. Einige Beispiele verdeutlichen diese Bedeutung.

Leucin kann in dringend benötigte Fettsäuren umgewandelt werden; das geschieht, unter anderem, in den Brustdrüsen, wenn diese Muttermilch zum Stillen absondern.
Es ist wesentlich beteiligt am Aufbau von Eiweiß im Blutplasma und im Gewebe; ein Mangel daran führt zu allgemeiner Schwäche.
Lysin ist Bestandteil verschiedener Enzyme und der Kollagenfasern. Offensichtlich ist es auch wichtig für Funktionen des Immunsystems; es soll wirksam sein gegen die Herpes-Viren, welche die »Fieberbläschen« am Mund verursachen.
Methionin ist der wichtigste Lieferant von Schwefel sowie selbst Bauteil für andere Wirkstoffe im Organismus; beispielsweise für den Leberschutzstoff Cholin, für die Hormonsubstanz Keratin in Nägeln und Haaren, für das Hormon Insulin.
Isoleucin fördert die Verwertung anderer Aminosäuren aus den Nahrungsmitteln; darüber hinaus soll es hilfreich sein gegen Streß.
Threonin wirkt ähnlich wie Isoleucin, fördert zudem den Knochenwuchs.
Valin ist wichtig für die Funktion des Nervensystems und für den Aufbau vom Hämoglobin als Farbstoff der roten Blutkörperchen und Transportmittel für den Sauerstoff.
Phenylalanin wird zum Rohstoff für die Thyroxin-Hormone der Schilddrüse sowie für Noradrenalin, das als sogenannter Neurotransmitter der Verständigung der Hirnzellen untereinander dient; es soll sowohl gegen Depressionen als auch gegen die »Schüttellähmung« der Parkinson-Krankheit hilfreich sein. Im Zwölffingerdarm ist die essentielle Aminosäure beteiligt am Aufbau des Verdauungshormons Cholezystokinin, das auch ein Sättigungsgefühl auslöst; wegen dieses Zusammenhangs wird

Phenylalanin als ein natürlicher Appetitzügler verordnet. Tryptophan gelangt ebenfalls ins Gehirn, das daraus den Neurotransmitter Serotonin bildet. Es wurde zur Behandlung von Schlafstörungen und leichten Depressionen genutzt. Zur Zeit ist seine Anwendung in der Bundesrepublik verboten, weil vor allem in den USA nach der Einnahme großer Dosen einer verunreinigten Charge aus Japan unerwünschte Nebenwirkungen aufgetreten sind.

Es gibt noch semi-essentielle Aminosäuren, die zwar nicht unverzichtbar sind, aber wegen ihrer großen Bedeutung als Mittel der Orthomolekularen Medizin genutzt werden. Dazu gehören das Histidin, das in vielen Enzymen und in dem Hämoglobin der roten Blutkörperchen enthalten ist sowie Cystein, das von den Immunorganen Milz, Lymphknoten, Thymusdrüse verwertet und seit kurzem gemeinsam mit Gelatine gegen Arthrose eingesetzt wird, um in kranken Gelenken den noch vorhandenen Knorpel zu schützen – was jedoch umstritten ist.

Wasser: Transporter der Nährstoffe

Wasser ist kein Nährstoff, dennoch ein lebensnotwendiger Bestandteil der Nahrung. Alle Mineralstoffe und Spurenelemente sowie die meisten Vitamine könnten nicht zur Wirkung gelangen, gäbe es nicht Wasser als Lösungs- und Transportmittel. Verbindungen von Kalium, Natrium, Kalzium, Magnesium müssen erst in wäßriger Lösung in Ionen zerfallen, ehe sie im Körper als sogenannte Elektrolyte wirksam werden können. Und alle biochemischen Reaktionen, die den Menschen am Leben erhalten, laufen im Körperwasser ab.

Von allen chemischen Verbindungen hat Wasser den

größten prozentualen Anteil am Körpergewicht. Ein junger Mann besteht zu 63 Prozent daraus, seine Gefährtin nur zu 52 Prozent, weil sie mehr Fettgewebe mit einem sehr geringen Anteil an Wasser besitzt.

Das Körperwasser ist in zwei verschiedenen Räumen enthalten. Zum einen im Intrazellulärraum, also im Innern der Zellen. Zum anderen im Extrazellulärraum, und zwar sowohl in den Spalten zwischen den einzelnen Zellen als auch im Gefäßsystem aus Arterien, Kapillaren, Venen. Das Wasser im Extrazellulärraum enthält alle Nährstoffe, die für die Versorgung der Zellen notwendig sind; relativ groß ist der Anteil von 6,9 Gramm Kochsalz pro Liter – weshalb Blut etwas salzig schmeckt.

Um die Gesundheit des Menschen zu erhalten, muß seine Wasserbilanz stets ausgeglichen sein. Ein Erwachsener verliert täglich etwa 2,4 Liter Wasser. Etwa 0,3 Liter gewinnt der Organismus selbst im Stoffwechsel als Oxidationswasser; der große Rest muß ihm zugeführt werden mit Nahrungsmitteln und Getränken – wobei Mineralwasser wegen seines Gehaltes an Mineralstoffen und Spurenelementen besonders wertvoll ist.

3
Die Vital-Plus-Therapie – und wie mit ihr Krankheiten behandelt werden

Gesundheit bedeutet, vereinfacht gesagt, die Ausgewogenheit zwischen einem »Zuviel« und einem »Zuwenig«. Krankheit dagegen ist ein Ungleichgewicht, gekennzeichnet durch den Verlust an Harmonie. Die Wiederherstellung der Harmonie von Körper und Seele und Geist ist das erklärte Ziel aller ärztlichen Bestrebungen. Eine Möglichkeit, dieses Ziel zu erreichen, ist die Orthomolekulare Medizin. Es handelt sich dabei, wie Sie nun wissen, um eine Therapie mit den richtigen Molekülen in den richtigen Mengen.

Die richtigen Moleküle sind die mehr als 40 verschiedenen Vitamine, Mineralstoffe und Spurenelemente, essentiellen Aminosäuren und Fettsäuren. Zwar ist jeder einzelne dieser Nährstoffe lebenswichtig, aber keiner wirkt nur für sich allein. Entscheidend für den Erfolg der Orthomolekularen Medizin ist deshalb auch das harmonische Miteinander aller Nährstoffe. Die Wechselwirkungen des einen auf die anderen geben die Möglichkeit, die positiven Wirkungen der einzelnen Nährstoffe nicht nur zu addieren, sondern durch richtige Auswahl sogar zu multiplizieren. In der richtigen Zusammensetzung sind Vitamine, Mineralstoffe

und Spurenelemente, essentielle Aminosäuren und Fettsäuren deshalb in ihrer Wirkung mehr als die Summe der Einzelstoffe.
Die richtige Menge der Nährstoffe in der Orthomolekularen Medizin muß jeweils vom Arzt individuell für den Patienten festgelegt werden. Es gibt deshalb keine allgemeinen Normen, wohl aber gewisse Grundsätze dafür:
Anfangs höhere Dosen für eine relativ kurze Zeit, um eine pharmakologische Wirkung zu erreichen bzw. um einen Mangelzustand auszugleichen.
Anschließend eine niedrigere Erhaltungsdosis über lange Zeit bzw. auf Dauer, um die Gesundheit zu erhalten, um Rückfälle abzuwenden, um Erkrankungen vorzubeugen.
Zusätzlich sollte jeder Patient lernen, sich künftig eine ihm angepaßte, ausgewogene, bedarfsgerechte Ernährung zuzubereiten. Wenn auch ein Nährstoffmangel dadurch nicht immer gänzlich zu verhindern ist, so kann er doch so gering wie möglich gehalten werden – und damit auch seine Folgen.
Diese Prinzipien sind auch Grundlagen der Orthomolekularen Medizin im Schwarzwald Sanatorium Obertal. Wir haben diese, für Deutschland noch neue, Therapie integriert in das Gesamtkonzept unserer Behandlungsmethoden aus der Naturheilkunde und aus der Inneren Medizin. Sie ist in erster Linie eine eigenständige Therapie. Sie bildet jedoch auch die Basis für andere therapeutische und prophylaktische Maßnahmen. Denn mit ihrer Hilfe wird ein Mangel an lebenswichtigen Nährstoffen ausgeglichen und damit die Grundlage für den Erfolg jeder weiteren Behandlung geschaffen. Unsere Immun-Therapie mit Thymosand beispielsweise kommt besser zur Wirkung, wenn dem Immunsystem alle Enzyme in der erforderlichen Menge zur Verfügung stehen, um die Abwehrkräfte ausreifen

zu lassen – auch dafür sorgt die Orthomolekulare Medizin.
Für ihre Anwendung haben wir – unter besonderer Mitwirkung meiner Kollegin Dr. med. Irmgard Niestroj – unsere eigene Methode entwickelt: Die Vital-Plus-Therapie, die auf einem Vier-Säulen-Prinzip beruht. Jede ihrer Säulen besteht aus Nährstoffen, die nach pharmazeutischen Gegebenheiten und nach therapeutischen Möglichkeiten zusammengefaßt sind. Das garantiert ihr harmonisches Miteinander und eine optimale Wirkung. Das erspart es auch dem Patienten, mehrmals täglich zehn oder noch mehr Nährstoffe einzeln einnehmen zu müssen. Mit unserer Vital-Plus-Therapie kann die Behandlung ganz individuell gestaltet werden – für jeden einzelnen der Nährstoffe und zugleich für ganze Gruppen von ihnen, jeweils nach der Verordnung durch den Arzt.
Die erste Säule heißt Aminorell. Sie besteht aus Kapseln mit den Spurenelementen Chrom, Kupfer, Mangan, Molybdän, Vanadium, Zink und mit ausgewählten Aminosäuren aus Hefe.
Die zweite Säule ist Antioxirell in Form von Kapseln. Sie enthält die Vitamine A, C und E, Beta-Carotin als Vorstufe vom Vitamin A, das Spurenelement Selen sowie MCT-Fette (= mittelkettige Fettsäuren), welche die Resorption (= Aufnahme) im Darm fördern.
Die dritte Säule mit dem Namen Minerell ist ein Pulver. Sie besteht aus den Bio-Elementen Kalzium und Magnesium sowie Kalium als Hilfsstoff und aus den Vitaminen C und D (deren Funktion bereits beschrieben worden ist) sowie Vitamin K, das unter anderem als Wirkstoff für das sogenannte Osteocalcin eine große Bedeutung für den Aufbau gesunder Knochen hat.
Die vierte Säule bildet das Vicorell mit Brausetabletten. Sie

enthalten in der einen Form die Vitamine C, B_1, B_2, B_6, B_{12}, Biotin, Folsäure, Pantothensäure, Nicotinamid und in der anderen Form zusätzlich die Spurenelemente Eisen und Jod.

Soweit die vier Säulen, welche die Orthomolekulare Medizin im Schwarzwald-Sanatorium Obertal tragen. Und nicht nur hier während der Therapie, sondern auch danach. Wir geben nämlich unseren Patienten, wenn es sein muß, die Therapie-Säulen mit nach Hause, die speziell sie benötigen, um ganz gesund zu werden bzw. um gesund zu bleiben. Beispielsweise Antioxirell, dessen Mikro-Nährstoffe das Risiko vermindern, an Krebs zu erkranken. Oder Minerell und Vicorell zur regelmäßigen Ergänzung der Nahrungsmittel und damit zur Vorbeugung neuerlicher Mangelzustände; das ist empfehlenswert für alle die Menschen, die wegen besonderer Belastung mehr Nährstoffe benötigen als andere oder die einfach nicht in der Lage sind, regelmäßig eine vollwertige Kost zu sich zu nehmen.

Übrigens: Wer keine Zeit für die Vital-Plus-Therapie im Schwarzwald-Sanatorium Obertal hat, der kann deren vier Säulen Aminorell, Antioxirell, Minerell, Vicorell rezeptfrei in jeder Apotheke erhalten. Das gleiche gilt für weitere Präparate wie Magnorell und Zinkorell-Lutschtabletten für die Zufuhr von Magnesium bzw. von Zink sowie für die Arzneimittel aus dem Vital-Plus-Programm wie Ascorell mit Vitamin C in Injektionslösung mit sulfitfreier Ascorbinsäure und in Pulverform, Folarell mit Folsäure in Tabletten und in Injektionslösung, Novirell B als Injektionslösung mit den Vitaminen B_1, B_6, B_{12}, Tocorell mit Vitamin E als natürliches D-alpha-Tocopherol (neue Bezeichnung: RRR-alpha-Tocopherol) aus Pflanzenöl in Kapseln, Selenarell als Injektionslösung für die Zufuhr von Selen, Zinkorell als Injektionslösung für die bessere Verwertung von Zink.

An dieser Stelle noch eine grundsätzliche Bemerkung: Bevor diese Präparate angewendet werden, sollte der Hausarzt im Labor den Status der wichtigen Mineralstoffe und Spurenelemente Natrium, Kalium, Selen, Eisen, Magnesium, Zink, Mangan, Chrom sowie das Vitamin D bestimmen lassen.

Vor die Vital-Plus-Therapie ist natürlich auch bei uns die Diagnose gesetzt. Generell wird jeder Patient nach Ankunft in unserer Klinik äußerst gründlich und sehr gewissenhaft untersucht. Speziell im Rahmen der Orthomolekularen Medizin gibt es zwei Besonderheiten.

Die eine sind Proben von Blut bzw. Urin, die im Labor auf ihren Gehalt an bestimmten Nährstoffen hin untersucht werden. So kann nicht nur ein Mangel, sondern auch ein Übermaß an Vitaminen, Mineralstoffen, Spurenelementen ganz exakt erfaßt werden.

Die andere Besonderheit ist eine gezielte Anamnese mit Fragen nach besonderen Lebensumständen und vor allem nach der Ernährung des Patienten. Einer der besonderen Lebensumstände ist beispielsweise ein künstliches Hüftgelenk: aus dessen Metallegierung kann ständig etwas Chrom freigesetzt werden, so daß es nicht angezeigt ist, dieses Spurenelement noch zuzuführen.

Wichtiger noch ist die Ernährungs-Anamnese; also das Erfragen dessen, was der Patient ißt und auch trinkt. Ohne eine genaue Kenntnis der Versorgung mit Nährstoffen ist nun einmal eine exakte Dosierung der Vier-Säulen-Therapie nicht möglich. Dabei haben wir schon große Überraschungen erlebt; auch mit Patienten, die sich um eine nährstoffreiche Ernährung bemühten und bei denen wir dennoch einen gewissen Mangelzustand feststellen mußten.

Ein Mangel, trotz Orangensaft

Herr W.S., 57, Bauingenieur, war einer von ihnen. Seit einiger Zeit litt er unter wechselnden Muskel- und Gelenkschmerzen, in der Haut traten kleinste Blutungen auf, und er wurde zunehmend reizbarer. Das alles sind Symptome, die auf einen Mangel an Vitamin C hindeuten. Unsere diesbezügliche Vermutung wies der Patient empört zurück. Gerade Vitamin C bekomme er genug, erklärte er; bei der Arbeit kann er zwar nicht viel essen, dafür aber trinkt er tagtäglich mindestens eineinhalb Liter Orangensaft.

Als wir nach Details fragen, ergab sich jedoch: Der Orangensaft ist aus einem Konzentrat hergestellt, enthält deshalb von vornherein nicht den vollen Vitamin-Anteil der Orangen; er ist in Flaschen aus ungefärbtem Glas abgefüllt und sowohl im Laden als auch in Küche und Auto von Herrn W.S. der Sonne und Hitze ausgesetzt, wodurch viel von dem licht- und hitzeempfindlichen Vitamin C zerstört wird. Letztendlich hat das Getränk zwar noch den Geschmack nach Orangen, enthält aber kaum noch Vitamin C.

Den Mangel daran glichen wir durch Zufuhr von hohen Dosen an Vitamin C aus. Je mehr sich dieser Vitaminspiegel normalisierte, desto mehr besserte sich auch der Zustand unseres Patienten. Heute ist Herr W.S. wieder ganz gesund und damit das so bleibt, nimmt er regelmäßig die »Säule 4« unserer Vital-Plus-Therapie zu sich. Aus dieser Brausetablette erhält er nicht nur genügend Vitamin C, sondern noch weitere Nährstoffe, die sein Organismus braucht, um seine Funktionen bestmöglich zu erfüllen und nicht in einen anderen Mangelzustand zu geraten.

Aus unserem Patientengut kennen wir mittlerweile eine ganze Reihe von gleichgelagerten Fällen, in denen ein direkter Zusammenhang besteht zwischen zwar gutgemeinter, aber falsch ausgeführter Ernährung und dem Entstehen von Gesundheitsstörungen. Unter ihnen Herr D.G., 37, selbständiger Kfz-Meister. Er kommt seit einigen Jahren regelmäßig ins Schwarzwald Sanatorium Obertal. Nicht als Patient, sondern als Begleiter seiner Ehefrau, die unter rheumatoider Arthritis (das ist eine Art von Gelenkrheumatismus) leidet und deswegen mit unserem Thymosand behandelt wird. Während dieser Therapie macht er drei Wochen Ferien bei uns im schönen Schwarzwald.

Beim letzten Aufenthalt bat er uns um einen guten Rat – was gegen Haarausfall, trockene und schuppige Haut, unregelmäßige braune Hautflecken zu tun sei. Diese Veränderungen beobachtete er nämlich seit einigen Monaten mit zunehmender Besorgnis an sich. Wenige Fragen genügten, um weitere Störungen zu erkunden: Der Mann fühlte sich nicht mehr so leistungsfähig wie einst, und seitdem eine schwere Mandelentzündung mit großen Mengen Antibiotika kuriert worden war, erkrankte er häufig an Infektionen der oberen Luftwege und des Darmes.

Der Fall war offensichtlich ernster, als Herr D.G. glauben wollte. Deshalb nahmen wir uns des Patienten an. Bei der Suche nach den Ursachen wurden wir mit der Ernährungs-Anamnese fündig. Der Kfz-Meister hatte vor etwas mehr als einem halben Jahr seinen Betrieb erweitert und deshalb noch weniger Zeit als zuvor. Mittags machte er nie eine Essenspause, sondern arbeitete durch, aß und trank schnell nebenher immer dasselbe: Zwei Scheiben Toastbrot sowie ein Mixgetränk aus Milch, verquirlt mit Sanddornsaft und zwei bis drei rohen Eiklar (kein Eigelb, weil das so viel Cholesterin enthält).

Auf diesen Cocktail schwor der Mann, weil er angeblich »die Nerven stark macht«. Um so verblüffter war er, als wir ihm erklärten, daß der vermeintliche Gesundheitstrunk schuld war an seinen Beschwerden. Mit dem rohen Eiweiß nahm er nämlich zuviel von der Substanz Avidin zu sich; diese bindet im Körper das Vitamin Biotin an sich und führt zu einem Mangel, der sich in den Veränderungen an Haut und Haaren äußert.

Zudem hatten die Antibiotika nicht nur die krankmachenden Erreger in den Mandeln vernichtet, sondern auch die nützlichen Bakterien im Darm, die dort unter anderem Pantothensäure (= Vitamin B_5) herstellen. Folge dessen war ein Mangel an diesem Vitamin sowie an weiteren Nährstoffen, weil deren Aufnahme in den Körper durch Resorptionsstörungen im Darm behindert war.

Orthomolekulare Medizin war auch in diesem Fall der wichtigste Teil der Therapie. Mit »Säule 4« unserer Vital-Plus-Therapie erhielt der Patient das Biotin und die Pantothensäure, die ihm fehlten, sowie weitere Nährstoffe, die andere Lücken schlossen; zusätzlich mußten mit Novirell B-Injektionen mehr Vitamine aus dem B-Komplex verabreicht werden, weil diese im Toastbrot kaum vorhanden sind.

Um Erfolg auf Dauer zu erreichen, mußten wir die Behandlung noch erweitern. Mit einer Darmsanierung mit gesunden Keimen, die im Darm wieder eine normale Bakterienflora aufbauen. Mit einer intensiven Unterweisung, wie eine möglichst vollwertige Ernährung beschaffen sein sollte und durchgeführt werden kann – worin auch die Ehefrau des Patienten einbezogen wurde. Seitdem Herr D.G. über die Therapie hinaus die guten Ratschläge für Essen und Trinken befolgt, hat er wieder sein volles Haar, eine glatte Haut und seine gewohnte gute Leistungsfähigkeit. Zwar kann er nach wie vor mittags keine Pause machen, aber er ißt nun mehr Obst und Gemüse sowie Vollkornbrot, trinkt Mineralwasser oder Kräutertee.

Krank durch »gesundes Leben«

Die Orthomolekulare Medizin läßt die Ärzte mitunter zu Kriminalisten werden, wenn es darum geht, eine Lösung für scheinbar unerklärliche Fälle zu finden. Gelingt uns das, dann sind wir ein bißchen stolz darauf, was menschlich wohl zu verstehen ist, und unsere Patienten sind sehr dankbar, daß ihnen doch noch geholfen werden konnte.

Einer von ihnen ist Herr W.B., 57, Marketingdirektor in einer Elektrofirma. Dieser Job bedeutet Streß in einem Zwölf-Stunden-Tag und hinterher noch gesellschaftliche Verpflichtungen statt eines erholsamen Feierabends. Der Mann rauchte nicht nur zuviel, er aß mehr Kalorien und trank mehr Alkohol als ihm guttat.

Kein Wunder, daß seine Gesundheit Schäden davontrug. Die letzte Kontrolluntersuchung durch den Hausarzt hatte Übergewicht, Bluthochdruck, erhöhten Cholesterinspiegel im Blut, beginnende Durchblutungsstörungen in den Beinen, eine Fettleber sowie erhöhte Leberwerte im Blut ergeben. Höchste Zeit zur Umkehr, mahnte der Arzt, und sein Patient versprach, künftig gesundheitsbewußter zu leben. Tatsächlich bemühte er sich um eine ausgewogene Ernährung, er verzichtete weitgehend auf Alkohol und rauchte überhaupt nicht mehr.

Die Folgen dessen waren fatal. Statt der erhofften Besserung kam es zu einer Verschlechterung des Zustandes. Der Mann fühlte sich immer schwach und müde. Sein Hausarzt konnte sich keinen Reim darauf machen; selbst dann nicht, als noch Herzrhythmusstörungen hinzukamen. Weil alle Medikamente nichts nutzten, kam Herr W.B. zu uns, um sich von seiner vermeintlichen Erschöpfung zu erholen und um neue Kräfte zu tanken, wie er sagte.

Wir konnten mehr für ihn tun, ihn nämlich heilen, dank unserer Kenntnisse der Orthomolekularen Medizin. In dem gründlichen ärztlichen Gespräch über seine Lebensgewohnheiten kam zutage, wonach der Patient zuvor niemals gefragt worden war. Statt Zigaretten zu rauchen, kaute er Lakritze, um immer etwas im Mund zu haben und so leichter über den Entzug hinwegzukommen. Lakritze bevorzugte er, weil sie weniger Kalorien enthält als Bonbons, auf die er seines Übergewichtes wegen verzichtete. Mit diesem Indiz war für uns der Fall geklärt. Ein Bestandteil der Lakritze ist die Glyzyrrhizinsäure. Diese bewirkt unter anderem, daß die Nebennierenrinde mehr von dem Hormon Aldosteron absondert, das wiederum mehr von dem Mineralstoff Kalium aus dem Körper treibt. Bereits die Zufuhr von 10 Gramm Lakritze, entsprechend 100 Milligramm Glyzyrrhizinsäure, kann über längere Zeit hinweg zu einem bedrohlichen Kaliummangel führen – wie das bei Herrn W.B. geschehen war.

Nachdem dieser Zusammenhang erkannt worden war, lag das weitere Vorgehen auf der Hand. Anfangs erhielt der Patient spezielle Brausetabletten mit Kalium, um den akuten Mangel daran möglichst rasch auszugleichen. Etwas später erhielt er Minerell als »Therapie-Säule 3«, die zudem noch die Bio-Elemente Kalzium und Magnesium enthält – auch diese Mineralstoffe werden für ein harmonisches Miteinander der Nährstoffe benötigt. So wurde Herr W.B. wieder ganz gesund.

Apropos Rauchen. Daß es der Gesundheit schaden kann, steht auf jeder Zigarettenpackung. Daß es überraschende, kaum bekannte Auswirkungen haben kann, erlebten wir bei Frau V.G., 46, Bankangestellte.

Sie litt unter einer Urtikaria; »Nesselsucht« sagt der Volksmund dazu, weil sie auf der Haut ähnliche rote, juckende

Quaddeln entstehen läßt wie die Berührung mit einer Brennessel. Die Urtikaria gehört zwar zu den allergischen Erkrankungen, aber bei dieser Patientin fanden wir keinerlei Hinweise darauf. Nicht einmal in ihrem Blut waren vermehrt die Antikörper des sogenannten Immunglobulin E als typische Merkmale dafür nachzuweisen. Stattdessen erbrachte die Laborkontrolle, daß es der Patientin eindeutig an Vitamin C mangelte und daß auch gewisse Spurenelemente in unzureichender Menge vorhanden waren.
Die Ursache dafür erfuhren wir durch die Anamnese. Frau V.G. rauchte zuviel und ernährte sich sehr unregelmäßig. Eigentlich benötigte sie als Raucherin mehr Vitamin C, weil ihr Bedarf daran mindestens doppelt so groß ist wie bei Nichtrauchern. Tatsächlich jedoch erhielt sie nicht einmal das Minimum dessen, weil die alleinstehende Frau häufig in Restaurants speiste, schnell einen Imbiß zu sich nahm und kaum auf eine vollwertige Ernährung achtete. Zwangsläufig kam es zum Mangel an dem Vitamin C sowie zu den Symptomen einer Urtikaria. Dementsprechend behandelten wir die Patientin. Sie erhielt mit Ascorell eine hohe, individuell festgelegte Dosis Vitamin C sowie das Vitamin Nikotinamid (= B_3), den Mineralstoff Kalzium, die Spurenelemente Mangan und Zink. Weil jedoch solche allergischen Reaktionen immer Zeichen eines gestörten Immunsystems sind, erhielt sie zudem eine immunomodulierende Therapie mit unserem Thymosand.
Das ist nun schon mehr als ein Jahr her. Kürzlich kam Frau V.G. wieder zu einer Auffrischungs-Behandlung mit Thymosand, nach der sie sich damals »rundum wohler« gefühlt hatte, wie sie sagte. Bei dieser Gelegenheit berichtete sie, daß sie in der Zwischenzeit nie wieder unter der Nesselsucht zu leiden gehabt hatte. Sie raucht nun weniger als zuvor und nimmt regelmäßig mit den »Säulen 1 und 4«

unserer Vital-Plus-Therapie die Vitamine und Mineralstoffe zu sich, die einer Rückkehr der Urtikaria vorbeugen.

Geringer Mangel, schlimme Folgen

Nicht immer bedingt ein Fehlen von Nährstoffen die klassischen, deutlichen Mangelerscheinungen. Häufiger führen relativ geringe Abweichungen vom Bedarf zu sehr unterschiedlichen Mißempfindungen – dazu, daß die Betroffenen ganz allgemein darüber klagen, daß sie sich nicht wohl fühlen.
So erging es auch S.G., 38, Lehrmeister in einem Elektrowerk. Kurz nachdem er mit seiner täglichen Arbeit begann, fühlte er sich auch schon erschöpft; abwechselnd schmerzten ihm verschiedene Muskeln; oftmals verspürte er ein Druckgefühl in der Herzgegend und einen zu schnellen Herzschlag. Als besonders unangenehm empfand er ein Fremdkörpergefühl im Auge, so als ob Sand unter die Lider geraten sei, das ihn bei Feinarbeiten störte. Der Mann hatte bereits mehrere Ärzte konsultiert. Alle üblichen Untersuchungen blieben ohne Befund, führten lediglich zu der Verlegenheitsdiagnose »Neurovegetative Dystonie«; sie besagt lediglich, daß infolge einer Fehlsteuerung des Vegetativen Nervensystems gewisse Körperfunktionen gestört sind – jedoch nichts über deren eigentliche Ursache.
In solchen Fällen gilt es, besonders sorgfältig nach den Lebensumständen und Ernährungsgewohnheiten zu fragen. Das taten wir denn auch und fanden bei Herrn S.G. zwei bemerkenswerte Fakten. Erstens: Er trank reichlich Cola-Getränke und Limonaden, die zum Teil relativ viel Phos-

phor enthalten. Zweitens: Seine Frau bemühte sich zu Hause zwar um eine ausgewogene Ernährung, aber das Mittagessen in der Kantine war miserabel; es enthielt zuviel Fett und zuviel Salz; es wurde oft sehr lange warmgehalten, wodurch der ohnehin geringe Gehalt an Nährstoffen noch weiter abnahm.

Die Blutuntersuchungen im Labor bestätigten das, was wir angenommen hatten: Sehr niedrige Werte für Kalzium und Magnesium nahe der unteren Grenze, einen sehr hohen Phosphorgehalt am oberen Grenzwert sowie etwas zuwenig vom Vitamin Riboflavin (= B_2); zudem waren die roten Blutkörperchen etwas größer als normal.

Das also waren die geringen Abweichungen an Nährstoffen, die dem Mann das Leben so schwer gemacht hatten. Wir konnten seinen Zustand rasch und gründlich bessern. Indem wir mit unserer Vital-Plus-Therapie die Nährstoffwerte so weit ausglichen, bis alle in einem normalen, mittleren Bereich lagen. Besondere Bedeutung hatten das Riboflavin, mit dessen Zufuhr der Mangel daran als Ursache für das Fremdkörpergefühl in den Augen beseitigt wurde, sowie der gesamte Vitamin-B-Komplex inklusive Folsäure, der die etwas zu großen roten Blutkörperchen wieder auf ein normales Maß zurückführte.

Unter dieser Therapie blühte der Patient förmlich auf. Er gewann zusehends seine Lebensenergie zurück, machte begeistert mit beim Aufbautraining aus Schwimmen, Gymnastik, Wandern und erlernte eifrig das Autogene Training; das ist eine Art von Selbsthypnose, mit deren formelhaften Vorsätzen das Nervensystem entspannt und beruhigt und über diesen Weg die Funktionen von Organen positiv beeinflußt werden kann. Als S.G. uns nach drei Wochen wieder verließ, da hatte er keinerlei Beschwerden mehr und fühlte sich in Hochform. Um dieses Wohlbefinden

zu erhalten, nimmt er regelmäßig mit den »Säulen 2 und 3«
unserer Vital-Plus-Therapie wichtige Vitamine und Mineralstoffe zu sich – denn das Essen in der Kantine ist unverändert mangelhaft zusammengestellt.

In seinem Fall klang es schon an: Der Mensch kann auch zuviel von bestimmten Nährstoffen bekommen. Bei S.G. war es der Phosphor aus den alkoholfreien Erfrischungsgetränken, bei A.D., 53, Prokurist, war es das Kupfer, und zwar aus einer unvermuteten Quelle.

Der Mann hatte sich ein Haus gekauft, viel darin umbauen lassen, auch die Wasserversorgung; im Keller wurde eine Entkalkungsanlage installiert, und im ganzen Haus wurden neue Rohre aus Kupfer verlegt. Das hätte er gewiß nicht getan, wenn er die Folgen schon gekannt hätte: Weil die Entkalkungsanlage dem Wasser das Kalzium entzog, konnten die neuen Kupferrohre innen nicht mit einer Kalkschicht ausgekleidet werden; deshalb lag das Kupfer frei, geringe Mengen davon lösten sich im Wasser und gelangten mit jedem Schluck in die Körper der Bewohner. Der Hausherr reagierte besonders empfindlich darauf, vor allem mit psychischen Störungen. Er wurde nervös und ungeduldig, später zunehmend aggressiver; nachts schlief er schlecht, tagsüber fühlte er sich schwach, lustlos, müde. Das ist der Streß, glaubte nicht nur er. Das meinte auch sein Arzt und empfahl ihm Entspannung, Erholung, Erneuerung. Wie gut für ihn, daß er diese Regeneration unter ärztlicher Aufsicht im Schwarzwald Sanatorium Obertal suchte. Bei der gründlichen Untersuchung und dem ausführlichen Gespräch kam die Sache mit der Wasserversorgung zutage. Die Blutuntersuchung bestätigte unseren Verdacht: Der Kupferspiegel war deutlich zu hoch. Gegen dieses Übermaß richteten wir die Vital-Plus-Therapie. Insbesondere die Gaben von Zink, Molybdän, Mangan sowie der Vitamine C, Pyridoxin (= B$_6$) und Nikotinamid (= B$_3$) besserten die Beschwerden und senkten den Kupferspiegel auf normale Werte. Um einen Rückfall auszuschließen, tat Herr A.D. gleich nach der Heimkehr das einzig Richtige: Er ließ die Wasserenthärtungsanlage wieder ausbauen.

Gefahr aus Plomben und »Pille«

Ein besonderes Kapitel in diesem Zusammenhang ist das Amalgam. Mit der Legierung aus Silber und Quecksilber werden noch immer die meisten Löcher in den Zähnen gefüllt. Millionen Bundesbürger tragen diese Plomben im Mund. Daß aus dem Amalgam etwas Quecksilber freigesetzt wird, ist ebenso eine Tatsache wie der Umstand, daß die meisten Menschen keine Schäden davontragen, manche jedoch besonders empfindlich darauf reagieren und krank davon werden – wie unsere Patientin C.R., 28, Sekretärin.
Die junge Frau hatte, leider, zuwenig Wert gelegt auf Zahnhygiene. Karies zerstörte ihr Gebiß derart, daß sie nicht weniger als neun Amalgam-Füllungen bekommen mußte. Mit dieser Therapie begann das neue Leiden. Quecksilber gelangte aus den Zähnen in den Körper, schädigte ihn sowohl direkt als auch indirekt. Direkt, indem es eine chronische Entzündung der Nasenschleimhaut verursachte, so daß Frau C.R. eine Art Schnupfen hatte. Indirekt, indem es einen Mangel an dem Spurenelement Selen bedingte und damit sehr verschiedene Gesundheitsstörungen wie Nervosität, Muskelschmerzen, Menstruationsbeschwerden auslöste. Das ist besser zu verstehen, wenn man bedenkt: Selen ist der natürliche Gegenspieler vom Quecksilber, der diesen Schadstoff entgiftet. Es bildet mit ihm unlösliche

Quecksilber-Selen-Eiweiß-Komplexe, die zwar im Körper verbleiben, aber für ihn ungefährlich sind. Weil viele Deutsche nicht über genügend Selen verfügen, kann die Belastung durch das Amalgam den geringen Bestand davon aufbrauchen und zu einem Mangel daran führen – mit Symptomen, wie sie auch bei unserer Patientin auftraten.

Diese Ursache bestimmte die Therapie. Wir behandelten mit einer hohen, individuell festgelegten Dosis von Selen, um zum einen den Mangel an dem Spurenelement auszugleichen und zum anderen genügend »Gegengift« für das Quecksilber bereitzustellen. Schon nach kurzer Zeit kam es zu einer deutlichen Besserung des Befindens. Auf Dauer jedoch wird Frau C.R. nicht umhin kommen, zumindest einige der Amalgamfüllungen durch Goldplomben zu ersetzen, um die Belastung des Körpers durch das Quecksilber zu verringern. Bis sie jedoch das Geld dafür beisammen hat, nimmt sie das Selen ein, das wir ihr verordnet haben.

Die Auswirkungen des Amalgams sind nicht die einzigen iatrogenen (= durch ärztliche Behandlung entstandenen) Gesundheitsschäden, die mit Hilfe der Orthomolekularen Medizin wieder gutzumachen sind. Ein anderer ist eine Nebenwirkung der Anti-Baby-Pille. Daß dieses Arzneimittel nicht so harmlos wie ein Bonbon ist, hat Frau H.G., 37, Lehrerin, am eigenen Leib erfahren. Seit der Geburt ihres Sohnes vor zwölf Jahren nahm sie »die Pille«; ihr Mann und sie wollten kein weiteres Kind. Das Präparat enthielt eine relativ hohe Dosis Östrogen. Um dieses Hormon im Stoffwechsel abzubauen, verbrauchte der Organismus mehr von dem Vitamin B_6 – ganz offensichtlich mehr, als ihm mit der Nahrung wieder zugeführt wurde.

Weil dieses Vitamin wichtige Aufgaben bei der Funktion

des Gehirns zu erfüllen hat, zeigten sich die Folgen des Mangels dort am deutlichsten. Frau H.G. verfiel in eine gedrückte Stimmung, die sich zu einer Depression entwickelte. Es fiel ihr immer schwerer, in die Schule zu gehen und Unterricht zu erteilen. Mit dem ersten Ferientag kam sie zu uns. Nachdem wir die Hintergründe erfragt und eine Laborkontrolle veranlaßt hatten, legten wir den Therapieplan fest: Reichlich Vitamin B_6 zum Ausgleich des Mangels daran; die anderen Vitamine aus dem B-Komplex samt Folsäure, Vitamin C sowie Magnesium, Mangan, Zink zur Harmonisierung der Wirkung.
Diese Kombination der Nährstoffe befreite Frau H.G. von ihren Depressionen, und zwar ohne jede Nebenwirkung, mit denen die – Antidepressiva genannten – Medikamente dagegen behaftet sind. Statt der Anti-Baby-Pille benutzt sie jetzt zur Empfängnisverhütung ein Intra-Uterin-Pessar, das ihren Stoffwechsel nicht mit Hormonen belastet. Ihre Ernährung ergänzt sie regelmäßig mit unserer »Therapie-Säule 4«, um einem Mangel an Nährstoffen vozubeugen.

Kranke Haut wird rasch gesund

Nicht nur Erwachsene sind unsere Patienten. Gelegentlich werden auch Jugendliche von uns nach den Prinzipien der Orthomolekularen Medizin mit den Präparaten der Vital-Plus-Therapie behandelt. Fräulein M.H., 13, krankte an Neurodermitis, auch atopische Dermatitis genannt. Sie litt immer wieder unter Rötung und Verdickung der Haut mit trockener Schuppung, vor allem an den Gelenkbeugen von Armen und Beinen; am schlimmsten jedoch war der damit verbundene Juckreiz. In solch einem Zustand der Hautkrankheit brachten die Eltern ihre Tochter zu uns.

Wir behandelten sie mit Zink, kombiniert mit Vitamin A und esentiellen Fettsäuren. Darüber hinaus waren weitere Maßnahmen erforderlich: Eine vollwertige Kost, die den Stoffwechsel reguliert; eine Darmsanierung, bei der dort wieder nützliche Bakterien angesiedelt werden, die selbst Vitamine produzieren und das Immunsystem unterstützen; eine immunmodulierende Therapie mit unserem Thymosand, weil auch die Neurodermitis auf eine allergische Reaktion zurückzuführen ist und deshalb das gestörte Immunsystem möglichst normalisiert werden sollte. In den vier Wochen ihres Aufenthaltes besserte sich der Zustand der jungen Dame deutlich sichtbar. Die ekzemähnlichen Veränderungen gingen zurück, die Haut wurde glatter und geschmeidiger. Doch damit war die Behandlung längst nicht beendet, sie mußte zu Hause konsequent fortgesetzt werden – mit Zinkorell sowie mit Aminorell und Vicorell aus unserer Vital-Plus-Therapie. Zehn Monate später stellten die Eltern ihre Tocher erneut vor. Der Zustand ihrer Haut war gut, zwischenzeitlich hatte es keine Schübe der Neurodermitis mehr gegeben.

Das Spurenelement Zink kann auch bei der Behandlung einer anderen, weitaus häufigeren Hautkrankheit von großen Nutzen sein: Akne vulgaris. Das ist mit einer Erklärung der Ursache zu begründen. In den Jahren während und nach der Pubertät benötigt der jugendliche Organismus besonders viel Zink. Bei unzureichender Zufuhr kann es deshalb leicht zu einem Mangel daran kommen. Eine Folge dessen sind Störungen bei der Verhornung der Haut, die wiederum eine Voraussetzung ist für das Entstehen der Akne: Hornmassen verstopfen die Ausgänge von Talgdrüsen, Bakterien befallen den gestauten Talg, lösen Entzündungen im Bereich der Haarbälge aus, und es entstehen Papeln, Knoten, Pusteln in der Haut.

Bei K.H., 19, war die Akne besonders schlimm. Sein Gesicht, der Nacken, die Schultern »blühten« förmlich, wie man so bös sagt; sogar an seinem Hals saßen Pusteln. Die Krankheit war nicht nur ein kosmetisches Problem, sondern auch eine große psychische Belastung. Der junge Mann hatte, seines Aussehens wegen, keinen Erfolg bei Mädchen; er fühlte sich ausgeschlossen und zurückgesetzt.
In unsere Klinik kam er nicht als Patient, sondern als Begleiter seiner Mutter, die eine Heilfastenkur wiederholen wollte. Bei dieser Gelegenheit kamen wir ins Gespräch und machten den Vorschlag einer Behandlung mit der Orthomolekularen Medizin. Es war gar nicht so leicht, K.H. davon zu überzeugen; weil die anderen Therapien zuvor nicht den erhofften Erfolg gehabt hatten, glaubte er auch nicht mehr daran. Schließlich willigte er doch ein, nahm dreimal täglich Zink-Tabletten. Er hat das nicht bereut. Schon bald wurden die Papeln, Knoten, Pusteln weniger, und als er nach drei Wochen abreiste, sah seine Haut schon sehr viel besser aus. Er versprach, die Therapie mit Zink zu Hause fortzusetzen. Monate später rief seine Mutter an, um uns mitzuteilen, daß ihr Sohn nun eine fast reine Haut habe – und eine feste Freundin.

Knochenschwund kann verhindert werden

Manchen Menschen kann man ansehen, von welchen Erkrankungen sie besonders gefährdet sind. Beispielsweise sind Frauen mit blonden Haaren, sehr heller Haut, knabenhaft schlankem Körperbau häufiger von der Osteoporose betroffen als die anderen. Sie haben nämlich von Natur aus relativ weniger Östrogen, so daß nach Erlöschen der Eierstockfunktionen in den Wechseljahren bei ihnen

eher ein Hormonmangel entsteht – und »Knochenschwund« durch Osteoporose ist eine Folge dessen.
Genau diesem Typ entsprach unsere Patientin J.B., 49. Die gutaussehende Frau hatte in einem Opernballett getanzt, leitete nun ein Nachwuchsstudio. Sie wußte um ihr erhöhtes Risiko einer Osteoporose, bat deshalb um Gegenmaßnahmen zur Vorbeugung, damit es erst gar nicht zu Wirbelschmerzen und Knochenbrüchen kommt.
Wir verordneten den Mineralstoff Kalzium und das Vitamin D, die in enger Zusammenarbeit neue Knochensubstanz aufbauen, sowie viel Bewegung, weil dabei die Baustoffe besser ins Skelett eingelagert werden. Selbst viele Ärzte meinen, daß damit von dieser Seite her genug zur Vorbeugung der Osteoporose getan sei. Das stimmt nicht. Aus Erfahrung wissen wir, daß bei Frauen mit einem hohen Blutspiegel an Vitamin C und Nikotinamid (= Vitamin B_3) die Entkalkung wesentlich langsamer verläuft, als zu erwarten wäre. Deshalb bekam auch Frau J.B. – wie alle anderen Patientinnen in solchen Fällen – Vicorell als unsere »Therapie-Säule 4« mit nach Hause, damit sie noch andere B-Vitamine aufnimmt, was die vorbeugende Wirkung gegen Osteoporose noch verbessert.
An dieser Stelle ein Zusatz. Osteoporose ist mitschuld daran, daß sich so viele ältere Damen den Oberschenkelhals brechen. Ist das geschehen, fürchten sie sich davor, wochenlang im Bett liegen zu müssen, weil ja währenddessen lebensgefährdende Komplikationen wie eine Lungenentzündung hinzukommen können. Um diese abzuwenden, werden die Patientinnen zunehmend häufiger operiert. Sie erhalten ein künstliches Hüftgelenk, mit dem sie nach kurzer Zeit schon aufstehen und umhergehen können.
So weit, so gut. Nicht bedacht wird jedoch, daß diese Frauen sich über Jahre hinweg unzulänglich ernährt haben,

daß es ihnen deshalb an Vitaminen und Mineralstoffen mangelt und daß die Genesung verzögert wird, wenn sie lediglich die übliche Klinikkost erhalten. Wir kennen solche Fälle, und zwar von Frauen, die nach der Hüftgelenks-Operation in einer anderen Klinik zur Rehabilitation zu uns kamen. Wir brachten sie, buchstäblich, wieder rasch auf die Beine. Und zwar mit einem speziellen »Aufbau-Cocktail«, der 30 Gramm Kohlenhydrate, 20 Gramm Aminosäuren, etwas Fett sowie die Vitamine und Mineralstoffe aus den »Säulen« Aminorell und Vicorell enthält. Was diesen Patientinnen so guttut, hilft natürlich auch allen anderen Menschen, die nach einem schweren Eingriff oder nach einer belastenden Therapie – zum Beispiel nach einer Behandlung von Krebs mit Medikamenten und Bestrahlung – die Folgeschäden überwinden und neue Kräfte sammeln müssen.

Auf mehreren Wegen gegen Rheuma

Ein Schwerpunkt der ärztlichen Tätigkeit im Schwarzwald Sanatorium Obertal ist die Behandlung von Patienten mit Erkrankungen des sogenannten rheumatischen Formenkreises; dazu gehört die »rheumatoide Arthritis«, eine Entzündung in mehreren Gelenken, die gemeinhin von den Betroffenen selbst »Gelenkrheumatismus« genannt wird. Weil dieser Erkrankung vielfach eine Störung des Immunsystems zugrundeliegt, behandeln wir die Patienten mit Thymosand, das mit seiner immunmodulierenden Wirkung bereits in sehr vielen Fällen geholfen hat. Darüber hinaus nutzen wir generell die Ernährung und im speziellen die Orthomolekulare Medizin, um eine anhaltende Stabilisierung des Immunsystems zu unterstützen und eine weitere positive Beeinflussung der Gelenkentzündung zu erreichen.

Die Ernährung sollte möglichst vollwertig sein, einen hohen Anteil an ungesättigten Fettsäuren aus pflanzlichen Ölen haben sowie tägliche Zugaben der sogenannten Omega-3-Fettsäuren, die in den Kaltwasserfischen Makrele, Hering, Lachs, Sardine reichlich enthalten sind; weil soviel Fisch nicht jedermanns Geschmack ist, ist eine Ergänzung auch mit speziellen Präparaten möglich. Weitgehender Verzicht auf Fleisch und andere tierische Eiweißquellen unterstützt den Kampf gegen die Gelenkentzündung ebenso wie ein Abbau von Übergewicht; denn eine Adipositas (= Fettsucht) stört zusätzlich noch das Immunsystem, indem sie die Abwehr durch die sogenannten T-Lymphozyten schwächt (das sind spezielle weiße Blutkörperchen, die in der Thymusdrüse ausreifen).

Die Orthomolekulare Medizin bietet im wesentlichen zwei Ansatzpunkte gegen rheumatoide Arthritis. Der erste: Die Nährstoffe ergänzen, an denen viele Patienten ohnehin einen Mangel haben, der zudem noch durch Wechselwirkungen der Rheuma-Medikamente verschlimmert wird. Wir finden bei ihnen sehr häufig zu niedrige Werte von Kalzium, Magnesium, Phosphor, Selen, Zink, Vitamin B_6 (= Pyridoxin), Panthothensäure (= Vitamin B_5), Folsäure, Vitamin E. Der andere Ansatzpunkt: Die Aminosäuren zusätzlich geben, die erwiesenermaßen Entzündungsreaktionen hemmen, indem sie die sogenannten Entzündungsmediatoren vermindern, die Bildung von Antikörpern anregen, die Immunreaktion insgesamt harmonisieren. Die Mittel zu diesem Zweck sind vor allem Histidin und Tryptophan sowie die schwefelhaltigen Aminosäuren Cystein und Methionin.

Nach diesen Grundsätzen behandelten wir auch Frau

M.W., 63. Bis vor sieben Jahren hatte sie als Verkäuferin im Familienbetrieb einer Bäckerei gearbeitet. Das konnte sie nun nicht mehr, weil sie an rheumatoider Arthritis schwer erkrankt war. Sie war auf eine Basistherapie mit Gold eingestellt, kam dennoch ohne zusätzliches Cortison nicht aus. Trotz dieser Therapie war die Patientin arbeitsunfähig; sie litt ständig unter Schmerzen, und immer wieder kam es zu Entzündungsreaktionen in den Gelenken.

Bereits die erste Serie der Behandlungen mit Thymosand besserte das Befinden derart, daß Frau M.W. kein Cortison mehr benötigte, die Entzündungsreaktionen nachließen und die Schmerzen vergingen – endlich, nach so qualvollen Jahren. In derart schweren Fällen genügt erfahrungsgemäß eine einmalige immunmodulierende Behandlung nicht. Deshalb empfahlen wir auch dieser Patientin, die Thymosand-Therapie nach sechs Monaten zu wiederholen.

Sie kam zwar wieder, aber einige Wochen später als geplant – ein neuerlicher Schub der rheumatoiden Arthritis hatte sie nicht reisen lassen. Wir wiederholten die Behandlung mit Thymosand und erweiterten die Therapie.

Die Laborkontrollen hatten ergeben, daß der Patientin Zink, Mangan, Selen fehlten – also Spurenelemente, die eine Voraussetzung sind für die optimale Funktion des Immunsystems. Wir glichen den Mangel durch gezielte Zufuhr dieser Nährstoffe in angepaßten, hohen Dosen aus. Die Waage hatte ein beträchtliches Übergewicht angezeigt, und deshalb unterzog sich Frau W.M. 14 Tage lang dem Heilfasten. Währenddessen wurden ihr mit unserer Vital-Plus-Therapie alle wichtigen Nährstoffe zugeführt, um weiteren Mängeln vorzubeugen.

Diese Kombination von Thymosand und Orthomolekularer Medizin und Heilfasten wurde zu einem vollen Erfolg.

Binnen zehn Tagen gingen alle Anzeichen der Gelenkentzündung zurück, und die Patientin konnte sich wieder ohne Schmerzen bewegen. In der Aufbauphase nach dem Heilfasten planten wir gemeinsam mit der Patientin ihr gesundes Leben daheim. Unter anderem erarbeiteten wir einen Plan für eine möglichst vollwertige Ernährung, und wir versorgten sie mit zusätzlichen Nährstoffen gemäß unserer Vital-Plus-Therapie. Frau M.W. hält sich strikt daran. Sie hat seit mehr als einem Jahr keinen Schub von rheumatoider Arthritis erleben müssen und hilft nun wieder in der Bäckerei.

Frau D.R., 52, Filialleiterin in einem Supermarkt, suchte wegen einer ganz anderen Erkrankung des sogenannten Stütz- und Bewegungsapparates Hilfe bei uns. Sie litt seit Jahren unter Schmerzen im Bereich der Lendenwirbelsäule. Ihr Arzt hatte sie so behandelt, wie es üblich ist. Überwiegend mit entzündungshemmenden NSAR-Medikamenten (diese Abkürzung steht für Nichtsteroidale Antirheumatika, die keine Kortikoid-Hormone als Wirkstoff haben). Bei stärkeren Beschwerden jedoch auch mit Cortison, das seiner Nebenwirkungen wegen sehr zurückhaltend eingesetzt werden sollte. Die Erfolge dieser Therapie waren stets von kurzer Dauer, dann kamen die Kreuzschmerzen wieder. Ihre Nebenwirkungen waren besorgniserregend: Die Leber war geschädigt und die Anzahl der weißen Blutkörperchen deutlich verringert.

Wir behandelten die Patientin mit hohen Dosen von Vitamin E sowie von den Vitaminen des B-Komplexes. Sie dämpfen die Schmerzen, lockern auch Verkrampfungen der Muskulatur, so daß eine Besserung auf natürliche Weise möglich wurde: Weil die Patientin sich wieder besser und mehr bewegen konnte, wurde der Bereich der Lendenwirbelsäule stärker durchblutet und der Schmerz am

Ort seines Entstehens bekämpft. Mitunter kann allein die Behandlung mit den hochdosierten Vitaminen den gewünschten Erfolg erbringen. In diesem schweren Fall einer degenerativen Wirbelsäulenerkrankung allerdings nutzten wir anfangs eine weitere Methode: Links und rechts der Lendenwirbelsäule wurde ein Lokalanästhetikum (also ein Mittel zur örtlichen Betäubung) injiziert, das zeitweilig den Schmerz ausschaltete und ungehinderte Bewegung ermöglichte. Ergänzt wurde die Behandlung noch durch Krankengymnastik. Diese konzertierte Aktion der Therapie hat sich gelohnt. Nach vier Wochen konnte Frau D.R. ganz ohne Schmerzen in der Wirbelsäule entlassen werden.

Auch dazu noch eine Anmerkung. Ältere Patienten, die über längere Zeit mit Vitamin E behandelt werden, stellen erfreut eine spezielle Nebenwirkung an ihrer Haut fest: Sie bleibt weitgehend frei von Altersflecken. Dieses Vitamin hemmt nämlich als sogenanntes Antioxidans das Entstehen des bräunlichen Alterspigments Lipofuszin.

Manchmal helfen Mineralstoffe gegen Migräne

Es ist ein Irrtum, daß nur Frauen unter Migräne leiden. Auch unser Patient S.R., 44, Programmierer, hatte seit Jahren sehr häufig Anfälle von Kopfschmerzen, die sich über die eine Hälfte des Schädels hinzogen. Zudem wird Migräne nicht in allen Fällen durch Störung der Durchblutung von Arterien im Kopf ausgelöst (die wir sehr erfolgreich mit Ozon-Eigenblut-Infusionen behandeln). Es gibt Ausnahmen von dieser Regel, wie bei Herrn S.R. Die Muskulatur seiner Nackenpartie war extrem verspannt, wodurch

sowohl Spinalnerven, die vom Rückenmark ausgehen, als auch die große Vertebral-Arterie, die dort durch Wirbel verläuft, in Mitleidenschaft gezogen und darüber die Schmerzen einer »zervikalen Migräne« ausgelöst wurden. Die Blutuntersuchung im Labor ergab einen Mangel an den Mineralstoffen Kalzium und Magnesium sowie am Vitamin-B-Komplex und an Pantothensäure (= Vitamin B_5).
Wir behandelten diesen Patienten deshalb sowohl innerlich als auch äußerlich, um die verspannte Muskulatur in seinem Nacken zu entspannen. Äußerlich mit der sogenannten Akupunktmassage, die über gewisse Hautpunkte wirkt, und durch gezielte Gymnastik. Innerlich, indem wir die fehlenden Nährstoffe im Rahmen unserer Vital-Plus-Therapie zuführten. Beide Maßnahmen bewirkten dasselbe, nämlich eine Lockerung der Nackenmuskulatur, womit der Auslöser dieser Art von Migräne beseitigt war.

Vitamine stoppen »Ruhelose Füße«

Mögen manche Krankheiten zwar relativ selten sein, für die Betroffenen sind sie besonders quälend. Weil wenig Ärzte um deren wahre Ursachen wissen, haben diese Patienten schon eine Wanderung von Praxis zu Praxis hinter sich, ehe sie zu uns finden. Um so dankbarer sind sie dann, wenn ihre Beschwerden beseitigt, zumindest gebessert werden. Das gilt voll für Frau H.K., 42, Hausfrau.
Sie konnte niemals längere Zeit ruhig sitzen, mußte immer wieder aufstehen und umherlaufen, weil es in ihren Beinen schrecklich kribbelte, und weil ihre Füße oft brennend heiß waren. Selbst bei Nacht ließen diese Symptome nicht

nach, so daß die Frau kaum noch erholsamen Schlaf fand. Jeder Versuch einer Behandlung war bislang fehlgeschlagen; die Frau war »mit den Nerven am Ende«, wie sie sagte, als sie ins Schwarzwald Sanatorium Obertal kam. Wir erklärten ihr, daß diese Krankheit den Namen »restless legs« hat, auf deutsch: Ruhelose Füße, und daß deren Ursache noch nicht geklärt ist. Wir wissen allerdings aus Erfahrung, daß hochdosierte Dosen von Riboflavin (= Vitamin B_2), Pantothensäure (= Vitamin B_5) sowie vom Vitamin-B-Komplex (das sind die Vitamine B_1, B_6 und B_{12}) in in diesen Fällen sehr hilfreich sind; daß ihre Wirkung nicht bis ins letzte Detail zu erklären ist, kümmert verständlicherweise die Patientin nicht.

Bei Frau H.K. zeitigte diese Orthomolekulare Medizin einen vollen Erfolg. Das Kribbeln in den Beinen und das Brennen der Füße ließ stetig nach, hörte schließlich ganz auf. Weil jedoch »ruhelose Füße« häufig von psychischen Problemen und nervösen Störungen begleitet sind, behandelten wir die Patientin noch mit einer Gesprächstherapie und lehrten sie das Autogene Training. Bei dieser intensiven Zusammenarbeit gestand Frau H.K., daß sie große Angst davor hat, an Krebs zu erkranken; ihr Vater war an Lungenkrebs gestorben, und sie befürchtet, eine entsprechende Veranlagung geerbt zu haben. Auch darauf gingen wir ein. Indem wir der Patientin erläuterten, daß es zwar keine spezielle Anti-Krebs-Diät gibt, daß aber generell eine gesunde, ausgewogene Ernährung das Risiko der Erkrankung vermindert. Und indem wir ihr empfahlen, regelmäßig die »Säule 2« unserer Vital-Plus-Therapie anzuwenden, denn Antioxirell enthält die Nährstoffe, die als sogenannte Antioxidantien die Zellen des Körpers vor einer Entgleisung in den Krebs bewahren können.

Mit Diät verschwindet Gicht

Krankheiten verlaufen nicht immer so, wie es im Lehrbuch steht. Gicht, beispielsweise, muß nicht unbedingt mit stechenden Schmerzen im entzündeten Grundgelenk der großen Zehen beginnen. Herr P.Q., 63, Unternehmer, jedenfalls kam zu uns, weil sein rechtes Kniegelenk gerötet, erhitzt, geschwollen war und ihm heftigste Schmerzen bereitete. Eigentlich wollte er nur Urlaub machen im schönen Schwarzwald und hatte sich deshalb in einem Hotel in der Nähe einquartiert. In dessen Bar hatte er am Abend zuvor reichlich Alkohol getrunken, was er auch sonst gern und des öfteren tat. In der Nacht bekam er daraufhin den ersten Anfall der Gicht; er wurde ausgelöst durch Kristalle der Harnsäure, die nach Alkoholkonsum vermehrt aus dem Blut ausfallen und sich in Gelenken ablagern.

Für die Diagnose »Gicht« sprachen eindeutig die Symptome. Selbstverständlich veranlaßten wir noch eine Laborkontrolle. Sie ergab nicht nur die erwarteten hohen Werte für die Harnsäure, sondern auch zuviel Cholesterin im Blut sowie Hinweise auf eine geschädigte Leber. Der Mißbrauch von Alkohol hatte insbesondere zu einem Mangel an den Vitaminen vom B-Komplex geführt und darüber hinaus weitere Gesundheitsstörungen ausgelöst. Die roten Blutkörperchen waren etwas größer als normal, weil nicht genügend Folsäure und Cyanocobalamin (= Vitamin B_{12}) für ihre Produktion bereitstanden. In den Beinen kam es häufig zu Mißempfindungen wie Taubsein und Ameisenlaufen sowie zu Schmerzen, weil durch Mangel an Thiamin (= Vitamin B_1) die Nerven dort in ihrer Funktion gestört waren. Wir führten dem Patienten das ganze Spektrum der B-Vitamine zu, beseitigten mit ihnen die Beschwerden samt ihren Ursachen.

Heilbar ist die Gicht nicht, weil die ihr zugrundeliegende angeborene Stoffwechselstörung nicht behoben werden kann. Deshalb hilft auf Dauer nur eine Umstellung der Ernährung. Am wichtigsten dabei ist, genügend zu trinken – mindestens 2 Liter Flüssigkeit am Tag. Verzichtet werden muß auf Nahrungsmittel, die viel von den sogenannten Purinen enthalten, weil daraus im Körper die Harnsäure entsteht. Das bedeutet: keine Innereien, wenig Fleisch, kein Rotwein und kein Bier, wenig andere Alkoholika. Dementsprechend empfahlen wir Herrn P.Q. eine »ovolacto-vegetabil-betonte Ernährung«. Wie der Name besagt, besteht diese überwiegend aus Gemüse und Obst, Milch und Milchprodukten, Eiern; statt Fleisch liefern Pflanzen mehr Eiweiß. Unser Patient war durch die Schmerzen im Knie derart geschockt, daß er diese Diät strikt einhielt und kaum noch Alkohol trank. Gesundheit war die Belohnung dafür: Herr P.Q. hat nie wieder einen Anfall von Gicht ertragen müssen.

Weil Eiweiß fehlte: Wechseljahre mit 37

So nützlich und hilfreich auch eine Umstellung der Kost ist – sie muß stets unter Anleitung eines Arztes oder eines Experten für Ernährung erfolgen. Wer sich selbst vermeintlich gesündere Mahlzeiten zusammenstellt, der gerät in Gefahr, sich einseitig zu ernähren und krank dabei zu werden. Diese bittere Erfahrung hat Frau E.M., 38, Richterin, machen müssen.
Sie hatte gelesen, daß die Bundesbürger im Durchschnitt viel zu viel tierisches Eiweiß verzehren und daß dadurch manche Erkrankungen begünstigt werden. Sie zog für sich die Konsequenzen daraus, strich Fleisch, Milch, Käse und

auch die Eier rigoros vom Speisezettel, stellte sich auf eine vegetarische Küche um. Was sie nicht bedachte: nicht jede Pflanze enthält genügend Aminosäuren, es mangelt häufig an Lysin sowie Cystein und Methionin, die vor allem aus Eiern stammen. Um dennoch eine vollwertige Ernährung zu erreichen, müssen die Pflanzen so kombiniert werden, daß ihre Eiweißstoffe sich gegenseitig ergänzen, etwa die aus Getreide und die aus den Hülsenfrüchten.

Zwangsläufig geriet Frau E.M. durch ihre »Gesundheitskost« in einen Mangelzustand. Sie verlor an Körpergewicht. Anfangs waren das nur die paar Pfunde, die sie ohnehin zuviel hatte. Doch danach ging das Abnehmen weiter, die Frau wurde regelrecht mager. Weil sie nun zuwenig Fettmasse besaß, wurde auch ihr Hormonhaushalt nachhaltig gestört; die Menstruationsblutungen blieben aus – mit 37 Jahren schon befand sich die Frau in einem Zustand wie in den Wechseljahren. Das Fehlen von Aminosäuren bedingte einen Mangel an bestimmten Enzymen aus der Bauchspeicheldrüse; deshalb kam es zu Verdauungsstörungen mit Blähungen, Durchfall und sogenanntem Fettstuhl (das ist ein lehmähnlich glänzender Stuhlgang mit reichlich Fetten, die ungenutzt ausgeschieden werden).

Die Störungen des Stoffwechsels vergingen rasch, als die Patientin von uns mit Aminorell und Vicorell in der für sie nötigen, höheren Dosierung behandelt wurde. Sie lernte auch, ihre allzu einseitige Diät durch gelegentliche Zulagen von Fleisch, Milchprodukten, Eiern zu einer vollwertigeren Ernährung auszubauen. Sie erhält nun alle erforderlichen Nährstoffe und auch wieder mehr Kalorien. Heute ist Frau E.M. nicht mehr erschreckend dünn, sondern hat wieder zugenommen, ein bißchen Fett an den richtigen Stellen angesetzt. Das läßt sie nicht nur fraulicher erscheinen, das hat auch tiefgreifende Wirkungen auf ihr Hormonsystem: Der Menstruationszyklus hat wieder eingesetzt und verläuft nahezu normal, schrieb sie uns kürzlich.

Wegen Übergewicht: Stoffwechsel außer Kontrolle

Dieser Verlauf bestätigt einen anderen Grundsatz: Auch die richtige Menge an Kalorien gehört zur Orthomolekularen Medizin. Noch deutlicher demonstriert das der Fall von Frau R.C., 43, früher Sportlehrerin, danach Hausfrau. Vor 15 Jahren, als ihre zweite Tochter zur Welt gekommen war, hatte sie den Beruf aufgegeben. Für kurze Zeit nur, meinte sie damals, bis die Kinder aus dem Gröbsten heraus sind. Die Pause zog sich jedoch unerwartet lange hin, und nun behinderte ein anderer Umstand den Neubeginn.
Frau R.C. hatte in den letzten Jahren stark zugenommen; bei 168 Zentimeter Größe stellte sie 79 Kilogramm Körpergewicht auf die Waage – mindestens 11 Kilo zuviel. Mehrmals schon hatte sie mit extremen Hungerkuren dagegen angekämpft. Vergebens, denn jedesmal hatte sie nach wenigen Monaten wieder das alte Übergewicht erreicht und damit wagte sie nicht, als Sportlehrerin zu arbeiten. Auch die Psyche litt darunter. Die Frau fühlte sich zunehmend unwohl und unzufrieden, kam mit sich und ihrer Umgebung nicht mehr zurecht. Sie erkrankte an einer Depression, deren Ursache nicht zu ergründen und die mit Psychopharmaka nicht befriedigend zu bessern war.
In diesem Zustand kam Frau R.C. ins Schwarzwald Sanatorium Obertal. Im ärztlichen Gespräch erzählte sie, daß ihre Ernährung durch gegensätzliche Phasen gestört sei: Auf

kurze Hungerzeiten, in denen sie überhaupt nichts ißt, folgen Anfälle von Heißhunger, während derer sie sich regelrecht vollstopft und nach denen sie sich heftigste Selbstvorwürfe macht. Das ist damit zu erklären, daß Übergewicht fast immer verbunden ist mit Störungen der Mechanismen für die Selbstregulation des Organismus. Bei dieser Patientin gehörten teils zu hohe, teils zu niedrige Blutzuckerspiegel dazu. Deren Ursache war eine gestörte Glukosetoleranz; das ist die Fähigkeit des gesunden Organismus, zugeführten Zucker zu ertragen, ohne daß krankhafte Blutzuckerwerte auftreten. Sie ist abhängig von dem Glukose-Toleranz-Faktor (abgekürzt: GTF), einem unentbehrlichen Helfer des Hormons Insulin bei der Verwertung der Kohlenhydrate aus den Nahrungsmitteln. Um genügend GTF bereitstellen zu können, benötigt der Organismus eine ganze Reihe von Nährstoffen. An diesen mangelte es Frau R.C.. Die Blutuntersuchung im Labor ergab: Zuwenig Chrom, Mangan, Zink; auch von den B-Vitaminen hatte sie nicht genug.

Diese Diagnose veranlaßte uns zur Therapie mit unterschiedlichen Ansätzen, die sich gegenseitig ergänzten. Zum einen mit der Orthomolekularen Medizin, um durch Zufuhr der fehlenden Nährstoffe die Glukosetoleranz zu verbessern und die Ursache für die Depression zu beseitigen. Zum anderen mit dem Heilfasten, durch das die Selbstregulationsmechanismen wieder angeregt und normalisiert werden; damit während dieser Tage ohne vollwertige Nahrung der Mangel an Nährstoffen nicht noch größer werden konnte, ergänzten wir diese mit unserer Vital-Plus-Therapie. Unterstützt wurde die Behandlung noch durch eine Gesprächstherapie, und für die Zeit hinterher wurde die Patientin im Zubereiten einer möglichst vollwertigen Ernährung unterwiesen.

Diese Mühen lohnten sich. Dank Orthomolekularer Medizin und Heilfasten wurde der Stoffwechsel wieder gesund. Frau R.C. gelang es nun auch, das erreichte Normalgewicht auf Dauer zu halten; mit 68 Kilogramm ist sie heute wieder als Sportlehrerin tätig. Sie hat also ihr Ziel erreicht und ein zweites, schöneres Leben begonnen, dabei ein neues Selbstwertgefühl und große Lebensfreude gewonnen. Und die Depressionen? Die haben sie nie wieder gequält.

Mit Chrom und Zink gegen Diabetes

Störungen des Zuckerstoffwechsels sind recht häufig in der Bevölkerung und demzufolge auch bei unseren Patienten. Sie nehmen ohnehin mit dem Älterwerden zu, weil dann die Zellen weniger gut auf das Hormon Insulin ansprechen und weil die – eben erklärte – Glukosetoleranz herabgesetzt wird; falsche Ernährung mit zuviel Fett und wenig Ballaststoffen verschlechtert die Glukosetoleranz noch mehr. Grundlage jeder Therapie ist und bleibt in diesen Fällen eine Diät, die den erhöhten Blutzuckerspiegel senken soll. Sie allein genügt nicht immer, um dessen Werte zu normalisieren. Deshalb werden zusätzlich blutzuckersenkende Medikamente angewendet. Es ist eben noch zuwenig bekannt, daß es mit der Orthomolekularen Medizin eine Alternative dazu gibt. Wird die unverzichtbare Diät hauptsächlich durch Chrom und Zink ergänzt sowie durch die schwefelhaltigen Aminosäuren Cystein und Methionin, wird der Zuckerstoffwechsel von grundauf verbessert; die Medikamente können manchmal abgesetzt oder ihre Dosis kann vermindert werden.

Die Krankengeschichte von Frau R.V., 64, Buchhalterin im Betrieb ihres Ehemannes, liefert ein beeindruckendes Beispiel dafür. Bei ihrer ersten Untersuchung am Tag der Ankunft litt sie unter starkem Hautjucken und großem Durst; das sind charakteristische Warnzeichen bei einem krankhaft erhöhten Blutzuckerspiegel. Tatsächlich hatte die Patientin angesichts der bevorstehenden Diät »noch einmal richtig zugeschlagen«, wie sie erzählte – mit einem saftigen Schweinebraten, einem großen Schokoladenpudding und einem Stück Buttercremetorte.

Die Analyse der Blutprobe im Labor erbrachte einen viel zu hohen Blutzuckerspiegel, auch die Blutfette lagen deutlich über der Norm. Im ärztlichen Gespräch ergaben sich eindeutige Hinweise auf Erscheinungen, die im Zusammenhang mit einer Zuckerkrankheit auftreten. Frau R.V. war anfällig für Infektionen, erkrankte wiederholt an Entzündungen der Harnwege. Sie litt häufig unter Hautausschlag, der sowohl durch Bakterien als auch durch Pilze verursacht war. An den Gelenken von Knie und Ellenbogen hatten sich Fetteilchen abgelagert und gelblich aussehende Pusteln gebildet. Ein beträchtliches Übergewicht und ein viel zu hoher Blutdruck rundeten das klinische Bild noch ab.

Die erste Maßnahme zur Behandlung war natürlich eine Diät, bei der vor allem die Kohlenhydrate genau kontrolliert und die Gesamtkalorien knapp bemessen waren. Deren Wirkung zeigte sich bald und deutlich: Mit dem Zeiger der Waage sanken auch die Werte für Blutzucker, Blutfette, Blutdruck. Allerdings gelang es nicht, den Blutzuckerspiegel so tief wie nötig zu senken; er blieb trotz allem etwas höher als normal. Das erreichte jedoch die Orthomolekulare Medizin. Die Laborkontrollen hatten zu niedrige Werte für Chrom und Zink im Blut entdeckt, und der Selenspiegel lag dicht am unteren Grenzwert. Deshalb verordneten wir Frau R.V. sowohl Aminorell als auch Selenarell, in denen diese Spurenelemente enthalten sind. Sie bewirkte binnen zwei Wochen, daß sich die Glukosetoleranz erhöhte und daß sich der Blutzuckerspiegel in den Normbereich senkte. Danach verging der quälende Juckreiz, blieb die Haut von Ausschlägen verschont, traten kaum noch Infektionen der Harnwege auf. Länger dauerte es, bis auch die gelblichen Pusteln an Knie und Ellenbogen abgebaut waren. Da war Frau R.V. bereits wieder daheim, wo sie weiterhin die Diät einhält und diese täglich morgens und abends mit jeweils zwei Kapseln Aminorell ergänzt.

Selbst in schweren Fällen, in denen eine zu spät erkannte bzw. schlecht eingestellte Zuckerkrankheit zu schwerwiegenden Komplikationen geführt hat, ist die Orthomolekulare Medizin von großem Nutzen. Zu diesen Komplikationen gehören eine Durchblutungsstörung der kleinsten Blutgefäße (= Mikroangiopathie) sowie Erkrankungen von Nerven (= Polyneuropathie) mit Mißempfindungen wie Kribbeln und mit Schmerzen in den Beinen.

Soweit war es bereits bei Herrn W.L., 49, Malermeister, gekommen. Weil er sich lange Zeit geweigert hatte, zu einem Arzt zu gehen, war bei ihm »Diabetes mellitus« zu spät erkannt worden. Eine Diät war auch bei ihm die Basis der Therapie, um den Blutzuckerspiegel zu senken und um sein beträchtliches Übergewicht abzubauen. Er erhielt bei unserer Vital-Plus-Therapie ebenfalls mit Aminorell die Spurenelemente Chrom und Zink zur Besserung der Glukosetoleranz sowie mit Novirell B die Vitamine vom B-Komplex, um die Schmerzen der Polyneuropathie zu dämpfen. Wegen der gestörten Mikrozirkulation wendeten wir darüberhinaus eine bewährte Methode der Naturheilkunde an: Die Ozon-Eigenblut-Infusionstherapie, bei der rund 200 Milliliter Blut dem Patienten entnommen, außerhalb des Körpers mit einem Ozon-Sauerstoff-Gemisch angereichert und sofort danach dem Kreislauf zurückgegeben werden. Diese Kombination der Methoden hat Herrn W.L. gut geholfen. Seine Blutzuckerwerte sind heute quasi normal und die Beschwerden fast gänzlich vergangen. Gerade deshalb hat er sich bereits für das nächste Jahr bei uns angemeldet – um zu verhindern, daß es ihm erneut so schlecht ergeht wie zuvor.

Patienten, denen wir mit Hilfe der Orthomolekularen Medizin helfen konnten, sind von nun an selbst Verfechter der Methode. Sie wollen mehr darüber wissen – und das ist einer der Gründe, weshalb ich dieses Buch geschrieben habe. Sie fragen auch nach Fällen, an die ich mich besonders gut erinnere. Das sind vor allem zwei – ein recht ungewöhnlicher und einer der ersten.

Zu wenig Wasser = zu wenig Kalium

Zeiten eines Neubeginns bleiben offensichtlich besonders gut im Gedächtnis haften. Den Fall von Frau Z.U. habe ich deshalb nicht vergessen. Sie war 67 Jahre alt und noch sehr aktiv in ihrem Textilhandel. Sie hatte das Geschäft gerade renovieren lassen und wollte nun die Arbeit etwas ruhiger angehen, sich nicht länger derart verausgaben wie bisher. Dennoch verschlechterte sich ihr Zustand. Die Frau fühlte sich von Tag zu Tag schwächer, ihre Haut wurde immer runzliger, vorher nie gekannte Verstopfung bereitete ihr Sorgen.

Ich brauche wohl dringend Erholung, dachte sie und reiste nun endlich zu ihrer Schwester in den Schwarzwald – allein, mit dem Auto. Als sie nach fünf Stunden Fahrt hier eintraf, fühlte sie sich noch schlechter, und »Herzbeklemmungen« waren hinzugekommen. Aus Angst um ihr Leben brachte die Schwester Frau Z.U. zu uns; das Schwarzwald Sanatorium Obertal war die am nächsten gelegene Klinik, und unsere Ärzte kannte sie, weil sie sich bereits einmal wegen erhöhter Anfälligkeit für Infektionen mit Thymosand hatte behandeln lassen. Die Patientin machte einen äußerst hinfälligen Eindruck. Sie fühlte sich gänzlich kraftlos, hatte einen viel zu niedrigen Blutdruck und einen unregelmäßigen Puls. Die Untersuchung mit dem Elektrokardiogramm ergab beängstigende Herzrhythmusstörungen, die Laborkontrollen offenbarten ein erhebliches Defizit an Flüssigkeit im Körper sowie einen gravierenden Mangel an dem Mineralstoff Kalium.

Wir handelten dementsprechend und behandelten Frau U.Z. unverzüglich mit Infusionen von Kalium und Flüssigkeit. Schon ein paar Stunden später fühlte sie sich »wie ein neuer Mensch«. Sie spürte neue Kräfte, ihr Herz schlug wieder gleichmäßig, und sie sah um Jahre jünger aus, weil nun auch ihre Haut längst nicht mehr so runzlig war. Das alles hatte die Zufuhr der fehlenden Flüssigkeit und der Ausgleich durch mehr Kalium bewirkt. Uns interessierte natürlich, wie es überhaupt zu diesem Mangelzustand kommen konnte. Das ärztliche Gespräch ergab, daß die Frau zwar reichlich Obst und Gemüse aß und aus ihnen eigentlich genügend Kalium aufnehmen konnte. Aber die gänzlich unzureichende Zufuhr von Flüssigkeit führte dennoch in ein Defizit. Die Frau hatte ohnehin kaum Durst und trank deswegen sehr wenig; sie machte bei der Arbeit niemals eine Kaffeepause. Sowohl vor als auch während der Autofahrt in den Schwarzwald trank sie überhaupt nichts, um nicht unterwegs anhalten zu müssen.

Dieser Mangel an Flüssigkeit war die eigentliche Ursache ihrer Beschwerden gewesen. Er setzte im Körper der Frau eine Kettenreaktion in Gang: Zu wenig Wasser führt letztendlich dazu, daß über die Nieren mehr Kalium ausgeschieden wird, infolgedessen sinkt der Kaliumspiegel des Blutes unter den Grenzwert, und dieser Mangel stört unter anderem die Funktion der Muskulatur; es kommt allgemein zu einer Muskelschwäche, speziell im Darm deswegen zur Verstopfung, und das Herz reagiert mit Rhythmusstörungen – wie bei Frau U.Z. nach der langen, allzu trockenen Autofahrt. Aus diesem Schaden wurde sie klug. Sie ergänzt ihre Ernährung regelmäßig mit den »Säulen 3 und 4« unserer Vital-Plus-Therapie, uns sie nimmt reichlich Flüssigkeit zu sich – täglich mindestens 2 Liter, und zwar Mineralwasser.

Ein Wunschkind, dank Vitaminen

Der andere, recht ungewöhnliche Fall, an den ich mich sehr gut erinnere, ist der von K.J., 32. Die junge Frau ist an der chronischen Darmentzündung »Colitis ulcerosa« erkrankt. Es handelt sich dabei um eine sogenannte Autoimmunkrankheit, bei der Abwehrkräfte körpereigenes Gewebe verkennen, angreifen und schädigen. Deshalb wurde die Patientin von uns mit Thymosand behandelt, das diese Störung des Immunsystems positiv beeinflussen kann. Im Gespräch mit dem Arzt gestand Frau K.J., daß sie sich zwar sehnlichst ein Kind wünsche, aber große Angst davor habe, daß es mit Mißbildungen zur Welt komme. Diese Befürchtung ist nicht unbegründet. Der chronisch entzündete Darm kann manche Vitamine, Mineralstoffe und Spurenelemente nicht mehr in ausreichendem Maße aus den Nahrungsmitteln aufnehmen. Deshalb fehlen den Betroffenen vor allem die Vitamine Cyanocobalamin (= Vitamin B_{12}) und Folsäure; es kann auch zu einem Man-

gel an Eisen, Kalzium, Magnesium, Zink kommen. Das ungeborene Kind im Mutterleib benötigt diese Nährstoffe, um sich gesund entwickeln zu können. Mangelt es an ihnen, kommt es vermehrt zu Mißbildungen – von den sogenannten Lippen-Kiefer-Gaumenspalten mit »Hasenscharte« und »Wolfsrachen« bis hin zur »Spina bifida«, bei der die Wirbelsäule gespalten und der Rücken offen ist.
Glücklicherweise kann Orthomolekulare Medizin auch in diesen Fällen helfen. Werden die Mangelzustände – am besten noch vor der Empfängnis – erkannt, können sie durch vermehrte Zufuhr der fehlenden Nährstoffe ausgeglichen werden. Das macht eine gesunde Kindesentwicklung und einen ungestörten Schwangerschaftsverlauf möglich – auch bei Patientinnen mit Colitis ulcerosa und mit anderen Formen der chronischen Darmentzündung, wie »Colitis mucosa«.
Das alles erklärten wir Frau K.J. Sie schöpfte neue Hoffnung, doch noch ihr Wunschkind zu bekommen. Sie erbat sich Bedenkzeit, während der sie noch mit ihrem Mann am Telefon darüber sprechen wollte. Am nächsten Morgen schon hatte sie sich entschieden – für ein Kind. Wir bestimmten den Vitamin-Status; es fanden sich zu niedrige Werte für Riboflavin (= Vitamin B_2), für Cyanocobalamin (= Vitamin B_{12}) und für Folsäure. Wir ergänzten diese umgehend und gaben der Frau zur weiteren, ständigen Anwendung Vicorell als »Säule 4« unserer Vital-Plus-Therapie mit nach Hause. Nach mehr als einem Jahr sandte sie uns eine Geburtsanzeige: Es ist ein Junge – und er ist ganz gesund.

4
Selbsthilfe mit Nährstoffen – und die besten Rezepte, damit Sie gesundbleiben

An dieser Stelle muß ich es noch einmal sagen: Orthomolekulare Medizin ist Sache des erfahrenen Arztes! Wer eigenmächtig mit Vitaminen und Mineralstoffen, mit Fettsäuren und Aminosäuren »herumdoktort«, der wird sich mehr schaden als nutzen.

In der Regel genügen die Mengen an Nährstoffen nicht, die aus Lebensmitteln aufgenommen werden, um Heilung oder Besserung einer Krankheit zu erreichen; diese würde sich nur noch verschlimmern. Und hochdosierte Vitamin- bzw. Mineralstoffpräparate können – wie alle anderen Arzneimittel auch – unerwünschte Wirkungen haben, falls sie nicht mit dem nötigen Sachverstand ausgewählt und verordnet werden. Beispielsweise kann ein Mehr an Eisen zu einem Mangel an Zink führen, weil es dessen Aufnahme ins Blut hemmt; andererseits muß bei der Zufuhr von Zink bedacht werden, daß es Kupfer und Mangan aus dem Körper drängt. Kurz gesagt: Wer den einen Mangel selbst kuriert, kann sich dadurch ein Defizit an einem anderen Nährstoff einhandeln – mit weiteren schlimmen Folgen für seine Gesundheit.

Glücklicherweise gibt es Ausnahmen auch von dieser Regel. Mit gezielter Ernährung und mit einigen Nährstoffen in richtiger Dosierung ist es möglich, Gesundheitsschäden zu verhindern und leichte Befindensstörungen zu beseitigen. In den folgenden Stichworten werde ich darüber berichten, jedoch unter einem Vorbehalt: Sollte sich der Zustand trotz Selbsthilfe nicht bald bessern, sollten sich sogar die Beschwerden verstärken oder neue auftreten, muß ein Arzt konsultiert werden.

Alkohol ist ein »Mineralstoffräuber«, insbesondere von Magnesium, dessen Aufnahme aus dem Darm er hemmt und dessen Ausscheidung über die Nieren er steigert. Nach einem einzigen Schoppen Wein geht dem Körper noch mehr als zwei Tage lang auf diese Weise mehr von dem Mineralstoff verloren. Wer des öfteren Alkohol trinkt, der gerät deshalb zwangsläufig in den Zustand eines Magnesiummangels. Dieser äußert sich in Händezittern, Herzklopfen, Muskelkrämpfen, Nervosität, Schlafstörungen. Auch der »Kater« am nächsten Morgen ist, zumindest teilweise, ein Symptom dieses Magnesiummangel-Syndroms.

Das beste Gegenmittel ist natürlich, weniger Alkohol zu trinken, mindestens zwei Tage Pause zwischendurch zu machen. Währenddessen kann sich nicht nur die strapazierte Leber erholen, auch die entleerten Magnesiumspeicher können aus natürlichen Quellen wieder aufgefüllt werden. Der Mineralstoff ist reichlich enthalten in Weizenkleie, Leinsamen, Bierhefe, Nüssen, Hirse, Sojabohnen, Schokolade, weißen Bohnen, Erbsen, Haferflocken, Schwarzbrot, Bananen sowie in den »magnesiumhaltigen Mineralwässern«; steht diese Bezeichnung auf dem Etikett, sind mehr als 50 Milligramm davon pro Liter enthalten. Wer jedoch regelmäßig Alkohol trinkt, der sollte vorsichts-

halber auch regelmäßig ein Magnesium-Präparat anwenden – nach Absprache mit dem Arzt über Art des Wirkstoffs und Höhe der Dosis.
Übrigens: Dasselbe wie für den Mineralstoff Magnesium gilt für das Vitamin Folsäure. Wer regelmäßig Alkohol trinkt, dem kann es auch daran mangeln – und der sollte dieses Defizit durch Anwendung eines Präparates wie Folarell (gibt es rezeptfrei in der Apotheke) ausgleichen.
Anti-Baby-Pillen sind zwar die sicherste und auch bequemste Form der Empfängnisverhütung. Im Laufe der Jahre aber können sie den Vitaminstatus der Frau verschlechtern: Je mehr Östrogen-Hormon sie enthalten, desto häufiger werden zu niedrige Werte von dem B-Vitamin Folsäure im Blut gemessen. Folgen dessen können Schwäche, Blässe, Appetitlosigkeit, Konzentrationsschwäche, Schlafstörungen sein. Deren eigentliche Ursache ist sehr wahrscheinlich eine Nebenwirkung vom Östrogen auf die Schleimhaut im Dünndarm, die nun aus den Nahrungsmitteln nicht mehr genügend Folsäure in deren »resorptionsfähige Form« spalten und aufnehmen kann. Wegen dieses Defektes läßt sich der Mangel daran auch nicht durch vermehrte Zufuhr der Nahrungsmittel ausgleichen, die reichlich von dem Vitamin enthalten. Das ist nur möglich durch Einnehmen reiner Folsäure, die in ausreichender Menge aus dem Darm ins Blut aufgenommen werden kann. Ein solches Präparat ist Folarell, das als »Pille zur Pille« vorbeugend einzunehmen ist, damit es nicht zu einem Mangel und seinen Folgen kommt.
Es gibt eine Alternative, dank derer ein Mangel an Folsäure zumindest vermindert werden kann. Das sind die modernen »Mikro-Pillen« zur Empfängnisverhütung, die wesentlich weniger Östrogen enthalten und deshalb die Aufnahme des Vitamins im Darm weniger beeinträchtigen.

Besser sehen: mit Vitamin A und etwas Fett

Augen brauchen mehr vom Vitamin A, falls sie durch Arbeit am Bildschirm, durch Nachtfahrten, durch andere häufige Wechsel von Hell und Dunkel übermäßig beansprucht werden. Das Vitamin ist nämlich ein Bestandteil vom sogenannten Sehpurpur in der Netzhaut, von dem das einfallende Licht wahrgenommen wird. Ein Mangel daran bedingt Nachtblindheit. Sie macht sich anfangs durch schlechtes Sehen im Dunkeln bemerkbar – was für Autofahrer fatale Folgen haben kann. Im weiteren Verlauf kommt es zu »müden Augen«, die tagsüber brennen, drücken, schmerzen.

Dieser Zustand läßt sich bei Tisch bessern und verhüten, indem mehr von der Vitamin-A-Vorstufe Beta-Carotin aufgenommen wird aus Karotten, Grünkohl, Spinat, Mangold, Kürbis, Aprikosen, Bohnen, Brokkoli, Tomaten; Vitamin A selbst ist in tierischen Nahrungsmitteln enthalten wie Leber, Lebertran, Milch, Butter, Eidotter. Dazu ein Tip: Damit Beta-Carotin vom Blut aufgenommen werden kann, muß es sich zuvor mit Gallensalzen verbinden; diese werden jedoch nur dann in den Dünndarm abgesondert, wenn auch Fett im Essen ist; Karotten mit etwas Butter sind deshalb eine weitaus ergiebigere Quelle für das »Augen-Vitamin« als eine roh verzehrte Mohrrübe, die zu 90 Prozent ungenutzt ausgeschieden wird.

Bluthochdruck muß grundsätzlich behandelt werden, weil er einer der größten Risikofaktoren für Herz- und Kreislauferkrankungen ist. In schweren Fällen ist das nicht ohne blutdrucksenkende Medikamente möglich, anders bei der sogenannten milden Hypertonie, bei der der diastolische Blutdruck (das ist die zweite, niedrigere Zahl)

ständig zwischen 90 und 104 liegt; normal sind 80. Hier vermag eine konsequente Änderung der Verhaltensweisen den Blutdruck wesentlich zu senken, sogar auf normale Werte. Das betrifft auch die Ernährung:
Weniger Kalorien, um ein Übergewicht abzubauen; mit dem Zeiger der Waage sinkt auch die Quecksilbersäule des Meßgerätes.
Mehr Kalium, um den Körper von einem Übermaß an Flüssigkeit zu befreien, woraufhin der Blutdruck weiter sinken wird. Dieser Mineralstoff wird geliefert von Spinat, Nüssen, Pfifferlingen, Grünkohl, Schokolade, Heilbutt, Kartoffeln, Knäckebrot, Feldsalat, Makrele, Kohlrabi, Huhn, Artischokken sowie von einem Salzersatz, der Kalium anstelle von Natrium enthält.
Strikt verboten ist Lakritze; der eingedickte Extrakt aus der Süßholzwurzel enthält Wirkstoffe, die über die Niere mehr Kalium ausscheiden und so zu einem Mangel daran führen, der wiederum den Blutdruck ansteigen läßt.

Eisenmangel ist die häufigste Mangelkrankheit hierzulande. Betroffen ist schätzungsweise jede zweite Frau im gebärfähigen Alter zwischen Pubertät und Wechseljahren sowie mindestens ebenso viele Kleinkinder (mehr darüber im Stichwort »Verhaltensstörungen«). Ein »prälatenter Eisenmangel« macht sie tagsüber müde und läßt sie bei Nacht nicht richtig schlafen, macht sie nervös und unkonzentriert, läßt sie an Schwindelanfällen, Kreislaufstörungen, Herzbeschwerden leiden. Dagegen müssen nicht unbedingt Eisen-Präparate eingenommen werden, es gibt noch zwei andere Möglichkeiten.
Die eine ist das Vitamin C, das unter dem Namen Ascorell in der Apotheke zu haben ist. Wird von dem weißen Pulver zu jeder Mahlzeit eine Messerspitze voll, gelöst in Wasser,

eingenommen, wird durch sein Mitwirken ein Mehrfaches an Eisen aus den Lebensmitteln aufgenommen – und der Mangel daran in wenigen Wochen ausgeglichen sein.

Die andere Möglichkeit bietet ein altes Rezept der Volksmedizin. Man nehme einen großen Apfel, spicke ihn mit sechs bis acht langen Eisennägeln, lasse diese 24 Stunden stecken und verzehre ihn dann. Amerikanische Mediziner haben dieses Hausmittel geprüft und für gut befunden. Die Nägel setzen soviel Eisen frei, daß allein durch Verzehr des präparierten Apfels der normale tägliche Bedarf an dem Spurenelement mehr als ausreichend gedeckt wird – vorausgesetzt, die Nägel sind nicht rostgeschützt und nicht galvanisiert.

In diesem Zusammenhang noch eine Richtigstellung: Spinat vermag gegen Eisenmangel überhaupt nichts auszurichten. Das Gemüse enthält ohnehin sehr wenig von dem Mineralstoff; sein Mythos als Eisenspender beruht lediglich auf einem Tippfehler in einem wissenschaftlichen Werk, durch den bei der Angabe des Gehaltes das Komma um eine Stelle zu weit nach rechts versetzt wurde. Zudem ist Eisen im Spinat chemisch derart fest gebunden, daß es vom Körper praktisch nicht verwertet werden kann.

Nie mehr erkältet – dank Vitamin C

Erkältung ist noch immer ein ungelöstes Problem der Pharmazie. Bis heute gibt es kein Arzneimittel zur kausalen Therapie, das die Viren als Ursache von Husten, Schnupfen, Fieber, Abgeschlagenheit, Gliederschmerzen vernichten könnte.

Die Orthomolekulare Medizin mobilisiert die körpereigenen Abwehrkräfte des Immunsystems zur Bekämpfung

der Erreger, zur Vorbeugung und zur Heilung sowohl der grippalen Infekte als auch der echten Grippe. Ihr bestes Mittel ist das Vitamin C; es ist als Präparat unter dem Namen Ascorell in der Apotheke zu haben.
Zur Vorbeugung in »Grippezeiten«: Täglich viermal jeweils 500 Milligramm Askorbinsäure einnehmen, gelöst in Flüssigkeit, am besten nach dem Essen; diese Dosis entspricht in etwa 1/2 Moccalöffel.
Um den Ausbruch der Erkrankung zu verhindern, wenn es bereits in der Nase prickelt und im Hals kratzt: Die Dosis steigern, und das auch noch mindestens zwei Tage, nachdem die Symptome verschwunden sind. Ab dem dritten Tag sollten Sie die Dosis allmählich verringern, jedoch nicht abrupt von heute auf morgen das Vitamin C völlig absetzen.
Zur Unterstützung der immunstimulierenden Wirkung vom Vitamin C sollte der Speisezettel so gestaltet werden, daß dem Körper weitere Nährstoffe mit gleich guter Wirkung zugeführt werden. Und zwar:
Beta-Carotin bzw. Vitamin A aus Mohrrüben, Grünkohl, Spinat, Brokkoli, Tomaten sowie aus Milch, Käse, Butter.
Zink aus Vollkornprodukten, Hülsenfrüchten, Kartoffeln, Fleisch, Käse, Fischen und Schalentieren – so werden Austern sogar zu einer guten Medizin;
Eiweiß aus Fleisch und Fisch und auch aus Pflanzen aller Art.

Fingernägel, die brüchig und spröde sind, bereiten vielen Frauen großen Kummer. Selbst dagegen kann ein Nährstoff helfen: Biotin, auch Vitamin H genannt. Es stabilisiert den Hornstoff so gut, daß die Nägel wieder stark, hart, schön werden. Weil sie nun einmal sehr langsam wachsen, dauert es allerdings etwa sechs Monate, bis der Erfolg ganz zu sehen ist. Während dieser Zeit müssen die Frauen entweder Biotin-Präparate einnehmen mit 2,5 Milligramm Wirkstoff täglich oder mehr von den Nahrungsmitteln essen, die reichlich Vitamin H enthalten; das sind Leber, Niere, Bierhefe, Eidotter, Rindfleisch, Bananen, Karotten. Übrigens: Diese Wirkung des Vitamins bestätigen Viehzüchter, die seit langem schon Biotin nutzen, um die Hufe von Rennpferden zu festigen.

Karies kann – wie bereits berichtet – durch Zufuhr von Fluor verhindert werden. Dieser Mineralstoff muß nicht unbedingt mit Tabletten geschluckt werden. Er kann durchaus aus anderen Quellen stammen: zwei Tassen Tee aus Sumatra oder Java führen den Zähnen ebenfalls das eine Milligramm Fluor zu, das sie täglich benötigen, um ihren Schmelz zu härten; vom Darjeeling-Tee muß doppelt soviel getrunken werden, um auf dieselbe Dosis Fluor zu kommen.

Ein anderer Tip zum selben Thema: Wer sich nach dem Essen von Süßigkeiten nicht gleich die Zähne putzen kann, der sollte zumindest ein Stück Hart- oder Schnittkäse kauen; Emmentaler, Parmesan, Edamer, Gouda, Tilsiter enthalten nämlich Kalzium und Phosphor, und diese Mineralstoffe hemmen die Bildung der Säure, die den Zahnschmelz angreift.

Vorbeugen bei Tisch: Vier Nährstoffe gegen Krebs

Krebs kann mit Hilfe von Nährstoffen entgegengewirkt werden. Daran besteht kein Zweifel mehr. Unverzichtbar für diese Form von Prophylaxe sind die Vitamine A bzw. Beta-

Carotin, C und E sowie das Spurenelement Selen. Sie schützen die Zellen vor den Attacken der Freien Radikale und verhindern dadurch, daß bösartige Geschwülste entstehen. Aufgrund der vorliegenden Erkenntnisse wurde für die Vorbeugung von Krebs als Mindestbedarf pro Tag errechnet:

Beta-Carotin – 15 bis 30 Milligramm. Gute Quellen dafür sind gelbe Gemüse (Karotten, Kürbis), gelbe Früchte (Aprikosen, Mango, Nektarinen, Pfirsich), dunkelgrüne Blattgemüse (Spinat, Brokkoli, Endivie, Chicorée, Kresse) sowie Tomaten, Spargel, Erbsen, Kohl, Mais.

Vitamin C – 200 Milligramm. Es ist enthalten in frischem Obst und Gemüse, unter anderem in Grapefruit, schwarzer Johannisbeere, Paprika und reichlich auch im Sauerkraut.

Vitamin E – 60 bis 100 Milligramm, und zwar aus pflanzlichen Ölen, Sojamehl, Vollkornprodukten, Margarine.

Selen – 150 Mikrogramm. Es ist in Leber, Niere, Muskelfleisch von Rind und Schwein enthalten, ebenso in Fischen, Vollkornprodukten, Eiern.

Wer sicher gehen will, genügend von diesen Nährstoffen zu erhalten, dem empfehlen wir unsere Vier-Säulen-Therapie. Mit ihr läßt sich die optimale Dosis an Vitaminen und Nährstoffen zur Vorbeugung von Krebs zusammenstellen.

Osteoporose tritt bei vielen Frauen nach den Wechseljahren auf. Bedingt durch die hormonelle Umstellung schwindet Substanz aus den Knochen, und diese werden brüchiger. Vorbeugung dagegen ist zwar möglich, muß aber bereits im Alter um 35 beginnen – weil ab dieser Zeit allmählich mehr Knochen abgebaut als neu gebildet werden. Dafür gelten zwei Grundregeln.

Erstens: Mehr Kalzium aufnehmen. Diesen Baustoff für die

Knochen liefern vor allem Milch und Milchprodukte, von Käse bis Joghurt.
Zweitens: Wenig Cola trinken. Diese Getränke enthalten nämlich viel Phosphor, und das schadet den Knochen. Es bewirkt, daß sowohl weniger Kalzium aus den Nahrungsmitteln aufgenommen wird als auch mehr davon aus dem Skelett abgebaut wird.

Raucher benötigen mehr Vitamine als nichtrauchende Menschen. Offensichtlich lösen Substanzen aus den Zigaretten im Körper Prozesse aus, die mehr Vitamine verbrauchen. Ein Beweis dafür: Wer mehr als 20 Zigaretten pro Tag raucht, hat bis zu 40 Prozent weniger Vitamin C im Blut als ein Nichtraucher. Um diesem Mangelzustand und seinen Folgen vorzubeugen, sollten starke Raucher mehr Obst und Gemüse essen oder täglich 1 Messerspitze Askorbinsäure einnehmen; etwa mit dem Präparat Ascorell, das in der Apotheke zu haben ist.
Mehr Vitamin C benötigt ihr Organismus auch, um Freie Radikale aus dem Zigarettenrauch unschädlich zu machen, darüber hinaus zum gleichen Zweck die Vitamine A und E sowie das Spurenelement Selen. Wegen dieser zusätzlichen Gefährdung der Gesundheit sollten insbesondere Raucher die Empfehlungen zur Vorbeugung befolgen, die in dem Stichwort »Krebs« genannt sind. Am besten ist es, überhaupt nicht zu rauchen.

Gut schlafen: Aminosäure als »Betthupferl«

Schlafstörungen leichterer Art können mit den Mitteln der Orthomolekularen Medizin selbst beseitigt werden.
Mit Kalzium, das beruhigend auf das Nervensystem ein-

wirkt; ein großes Glas warmer Milch am Abend kann die Schlaftablette ersetzen.

Mit Vitamin C, das nicht etwa anregend ist, sondern ein Beruhigungsmittel; allerdings muß mindestens ein Teelöffel voller Askorbinsäure eingenommen werden.

Mit Tryptophan. Die essentielle Aminosäure wird vom Gehirn selbst in Serotonin umgewandelt, und dieser sogenannte Neurotransmitter steuert unter anderem Schlafen und Wachsein des Menschen. Mangelt es an Serotonin, ist zwangsläufig der Schlaf gestört. Das läßt sich zwar ändern, indem dem Gehirn mehr Tryptophan zugeführt wird. Das ist aber gar nicht so einfach; weil aus den Nahrungsmitteln ja auch andere Aminosäuren aufgenommen werden, drängen alle ins Gehirn, und relativ wenig Tryptophan gelangt dorthin. Ein Trick verhilft zum richtigen Rezept: Beim Abendbrot erst wenig mageres Fleisch essen, dann reichlich vom süßen Nachtisch. Dessen Kohlenhydrate bewirken nämlich, daß von der Bauchspeicheldrüse mehr Insulin abgesondert wird; dieses Hormon schleust vorwiegend die anderen Aminosäuren aus dem Fleisch in die Muskelzellen ein, so daß viel mehr vom Tryptophan übrigbleibt. Es gelangt mit dem Blut ins Gehirn und macht den Menschen auf ganz natürliche Weise müde.

Sportler brauchen nicht immer teure »Elektrolyt-Drinks«, um ihre Verluste an Mineralstoffen zu ersetzen; zudem enthalten manche dieser Getränke nicht genügend Magnesium und Kalium. Einfacher, besser und auch billiger für sie ist eine Apfelschorle. Sie besteht je zur Hälfte aus Apfelsaft, der Kalium liefert, und aus Mineralwasser, das Magnesium beisteuert. Weil dieses Mischgetränk etwa 5 Prozent Zucker enthält, werden die beiden Mineralstoffe auch rasch vom Körper aufgenommen.

Streß läßt sich besser ertragen, wenn dem Organismus genügend von den folgenden Nährstoffen zur Verfügung stehen:

Magnesium, weil es die Freisetzung der antreibenden Hormone Adrenalin und Acetylcholin hemmt. An Tagen starker psychischer Belastung ist deshalb eine Magnesium-Tablette eine gute Medizin, die Nerven schont und Organe abschirmt.

Tryptophan, weil diese Aminosäure den Blutspiegel der Streßhormone senkt und deren aufputschende Wirkung mindert. Sie darf nicht allein, sondern muß im natürlichen Verband angewendet werden – wie bei unserer Vier-Säulen-Therapie oder mit einer Mahlzeit aus wenig Fleisch und reichlich Kohlenhydraten (das Rezept dafür steht unter dem Stichwort »Schlafstörungen«).

B-Vitamine wie Thiamin und Nikotinamid, die ohnehin für die Funktion des Nervensystems unerläßlich sind und von denen es bei Streß noch mehr verbraucht. Die werden aus Vollkornprodukten, Hülsenfrüchten, Hefen, grünem Gemüse, Leber und Niere aufgenommen.

Vitamin C, das von den Drüsen der Nebenniere benötigt wird, um das Streßhormon Adrenalin zu bilden. Gute Quellen dafür sind auch Fruchtsäfte, vor allem die aus der Schwarzen Johannisbeere, Sanddorn, Hagebutte; sie sind deshalb bei Streß weitaus bekömmlicher als Alkohol.

Gesund trotz Smog – mit Vitamin E

Umweltgiften kann kaum ein Mensch entgehen. Stadtbewohner und Anlieger von Hauptverkehrsstraßen sind besonders bedroht vom Blei. Es gelangt aus Autoabgasen in die Luft und mit dem Atem in den Körper. Dort wird es vor allem in Knochen, in der glatten Muskulatur von Darm und Blutgefäßen, in den roten Blutkörperchen und in Zellen des Bindegewebes abgelagert. Blei kann deshalb Störungen verschiedenster Art verursachen, wie Rücken- und Gelenkschmerzen, Verstopfung, Hautblässe, Menstruationsstörungen, Konzentrationsschwäche, Reizbarkeit, Schlaflosigkeit, erhöhte Anfälligkeit für Infektionen.

So schlimm muß es nicht kommen, falls rechtzeitig eine Erkenntnis der Orthomolekularen Medizin genutzt wird: Kalzium und Vitamin C gemeinsam befreien den Körper vom Blei. Als Mittel zu diesem Zweck genügen die Kalzium-Vitamin C-Brausetabletten, die es rezeptfrei in der Apotheke gibt. Jeweils morgens und abends wird eine von ihnen in etwas Wasser aufgelöst getrunken. Das Vitamin und der Mineralstoff bewirken, daß das Umweltgift aus seinen Ablagerungen gelöst und vom Körper ausgeschieden wird. Nach vierzehn Tagen etwa ist auf diese Weise die Gefahr für die Gesundheit gemindert; sicherheitshalber sollten besonders bedrohte Personen alle sechs bis zwölf Monate diese Maßnahme wiederholen. Vitamin C ist noch gegen andere Umweltgifte gut, z.B. gegen Cadmium. Dieses Schwermetall gelangt mit Zigarettenrauch und verschmutzter Luft in den Körper, führt zu Schäden an den Schleimhäuten der Nase und in der Niere. Vitamin C (Ascorell, Apotheke) sorgt dafür, daß weniger Cadmium aufgenommen, mehr davon ausgeschieden wird.

Vitamin E schützt vor Schäden durch Ozon und Stickoxide, die vor allem bei Smog eingeatmet werden. Beide gehören dann zu den gefährlichsten Freien Radikalen, die einzelne Bestandteile der Zelle verändern und dadurch Krankheiten verursachen können. Vitamin E (Tocorell, Apotheke) verhindert das, indem es in geringer Dosis große Mengen dieser Schadstoffe abfängt und ausschaltet.

Diese Schutzwirkungen unterstreichen die große Bedeutung beider Vitamine. Sie sollten deshalb stets ausreichend aufgenommen werden – so wie es im Stichwort »Krebs« empfohlen wird.

Verhaltensstörungen von Kindern können ganz andere Ursachen haben als etwa psychische Erkrankungen. Mangel an dem Vitamin B_1 oder an dem Mineralstoff Eisen führt nämlich zu sehr ähnlichen Symptomen.
Mangel an dem Vitamin B_1 ist die Folge falscher Ernährung. Kinder bevorzugen nun einmal Süßigkeiten, Limonaden, Pommes frites, Backwaren aus Weißmehl, die wenig von dem Vitamin enthalten bzw. mehr davon in ihrem Stoffwechsel verbrauchen. Fehlt es den Nerven, läßt das die Kinder nervös, ungeschickt, zappelig, aggressiv werden, auch unter Vergeßlichkeit, Verstimmung, Schlafstörungen leiden. Diese Verhaltensweisen vergehen wieder, wenn der Speisezettel der Kinder geändert wird: Mehr Vollkornbrot, Getreideflocken, Kartoffeln, Hülsenfrüchte, Leber, weil sie relativ viel Vitamin B_1 enthalten; aus dem gleichen Grund ist auch ein Schweinebraten das richtige Essen für die Nerven der Kinder.
Mangel an Eisen entsteht vor allem bei den Kindern, die nicht gestillt worden sind. Die anderen legen sich aus der Muttermilch einen Vorrat von dem Mineralstoff an, aus dem sie den erhöhten Bedarf beim Wachstum decken. Bei Flaschennahrung ist das kaum möglich, weil vom Eisen aus der Kuhmilch nur 20 Prozent verwertet werden. Weil kleine Kinder relativ rasch wachsen, benötigen sie auch mehr Eisen – mitunter mehr, als sie haben. Der Mangel daran wirkt sich nicht nur auf die Bildung roter Blutkörperchen aus, sondern auch auf das Gehirn; es kann nicht mehr genügend von dem Neurotransmitter Serotonin bilden, mit

dessen Hilfe die Nerven sich verständigen. Folge dessen sind ebensolche auffälligen, abweichenden Verhaltensweisen wie beim Mangel an Vitamin B_1; darüber hinaus ist auch die geistige Leistungsfähigkeit der Kinder vermindert. Ist es bereits soweit gekommen, sollte der Arzt entscheiden, ob der Mangel nur mit Eisen-Präparaten auszugleichen ist oder ob noch eine Umstellung der Ernährung genügt. In Leber, Niere, Knäckebrot, Haselnüssen, Corned beef, Haferflocken, Vollkornprodukten ist relativ viel Eisen enthalten; es wird am besten genutzt, wenn Fruchtsäfte zu den Mahlzeiten getrunken werden, weil das Vitamin C aus ihnen die Aufnahme von Eisen ins Blut um ein Mehrfaches steigert.

Zähneknirschen ist zwar in vielen Fällen auf falsch stehende Zähne oder schlecht sitzende Füllungen zurückzuführen. Schuld daran kann aber auch eine Übererregbarkeit von Muskeln und Nerven infolge eines Mangels an Kalzium sein. Die Behandlung besteht dann folgerichtig in der Zufuhr von Kalzium; mehrere Wochen lang ist täglich eine Tablette davon einzunehmen. Das schadet ganz sicher nicht, hilft spürbar, falls wirklich ein Kalziummangel das Zähneknirschen verursacht hat – der Betroffene erwacht nun nicht mehr mit Schmerzen in den Kiefergelenken, und sein Partner im Bett kann endlich ungestört schlafen.

Richtig essen: Faustregeln für die Küche

Soweit spezielle Empfehlungen »für den Hausgebrauch« aufgrund meiner Erfahrungen aus der Orthomolekularen Medizin. Generell möchte ich daran erinnern, daß eine ausgewogene, vollwertige Kost die Grundlage der Gesundheit ist. »Essen und Trinken hält Leib und Seele zusammen« – dieses Sprichwort kennt wohl jeder, wenige halten sich daran. »Vom meisten zuviel, vom wichtigen zuwenig« – so lautet denn auch das Fazit von Ernährungswissenschaftlern, die den Deutschen auf den Teller geschaut haben. Um die gravierendsten Fehler bei der Ernährung zu beseitigen und um die Mahlzeiten wertvoller zu gestalten, ist nicht einmal großer Aufwand erforderlich. Es genügt etwas guter Wille, um die folgenden Faustregeln einzuhalten:

Weniger Kalorien! Frauen nehmen pro Tag 800 Kalorien, Männer sogar 1300 Kalorien mehr zu sich, als ihr Organismus benötigt. Dieser Überschuß wird zwangsläufig zum Übergewicht. Es schadet der Gesundheit in jeder Beziehung, ist mitschuldig an den verschiedensten Erkrankungen von Bluthochdruck über Arteriosklerose bis Diabetes und einigen Krebserkrankungen.

Weniger Fett! Es sollte nur einen Anteil von 30 Prozent an den Gesamtkalorien haben; für eine Frau wären das höchstens 70 Gramm pro Tag, für einen Mann maximal 85 Gramm. Um dieses Limit nicht zu überschreiten, muß Butter bzw. Margarine dünner aufs Brot gestrichen, auf Schmalz gänzlich verzichtet, häufiger gegrillt und gegart, mageres Fleisch bevorzugt und »verstecktes Fett« gemieden werden. Sehr mager ist das Fleisch von Hase und Reh, Rindsleber und Kalbslunge, Herz, Corned beef, Geflügel. Viel verstecktes Fett enthalten Wurstwaren, Nüsse, Kartoffelchips, Pommes frites, Käse, Nuß-Nougat-Creme, Schokolade, Backwaren.

Weniger Cholesterin! Im Übermaß aufgenommen, begünstigt es das Entstehen der Arteriosklerose. Deshalb in jeder Woche zwei fleischfreie Tage einlegen, nicht mehr als drei Eier verzehren und auch die anderen Nahrungsmittel einschränken, die besonders viel von dieser Fettart enthalten, wie Hirn, Butter, Krabben, Schmalz, Fettkäse.

Weniger Zucker! Er enthält keinerlei lebenswichtige Nährstoffe, jedoch viel »leere Kalorien« – bis zu 500 allein in einem Stück Torte. Stattdessen mit ein wenig Honig und mit Zuckeraustauschstoffen süßen sowie mit Süßstoff zubereitete Nahrungsmittel und Getränke bevorzugen.

Mehr Obst und Gemüse! Ihre Bedeutung als Lieferant lebensnotwendiger Vitamine und Mineralstoffe habe ich wohl oft genug betont.

Weniger Salz! Durchschnittlich 15 Gramm Kochsalz pro Tag nimmt der Bundesbürger zu sich; das ist das Dreifache dessen, was sein Körper benötigt. Deshalb sollten beim Zubereiten viel mehr Gewürze und Kräuter verwendet, fertige Speisen nicht nachgesalzen werden. Wenn schon, dann das »jodierte Speisesalz« verwenden, weil es den Mineralstoff zuführt, an dem es so vielen Menschen hierzulande mangelt.

Mehr Ballaststoffe! Diese unverdaulichen Bestandteile von Obst und Gemüse, aus Müsli und Vollkornbrot regen die Verdauung an, helfen Darmkrebs vorbeugen, senken erhöhten Cholesterinspiegel im Blut.

Mehr Milch und Milchprodukte! Die mageren Sorten von Käse und Joghurt bevorzugen und vom Joghurt den mit der »rechtsdrehenden Milchsäure« (was auf dem Becher steht).

Mehr Kartoffeln und Vollkornbrot! Beide Lebensmittel sind vorzügliche Quellen für Vitamine und Mineralstoffe, für Ballaststoffe, Eiweiß und Kohlenhydrate.

Mehr Seefisch! Sie sind die einzige nennenswerte natürliche Quelle für Jod. Hering, Makrele, Sardine enthalten zudem die Omega-3-Fettsäure, die ein vielseitiger Schutzfaktor für Herz und Kreislauf ist.

Weniger Gepökeltes und Geräuchertes! Beide enthalten krebserregende Substanzen wie Benzpyren und Nitrosamine. Sollte Geräuchertes auf den Tisch kommen – die dunkle Schwarte abschneiden. Wird Gepökeltes serviert – die Nitrosamine durch Vitamin C unschädlich machen, etwa aus einem großen Glas Orangensaft.
Weniger Alkohol! Vor allem das gewohnheitsmäßige Trinken am Feierabend und vor dem Fernseher aufgeben, zumindest stark einschränken. Stattdessen mehr Mineralwasser trinken, insbesondere solches mit Magnesium und Kalzium.
So weit, so gut. Hausfrauen haben es zwar nicht gerne, wenn man ihnen in die Küche hineinredet. Ich wage es aber dennoch, und zwar aus ungutem Grund: Lebensmittel verlieren viel von ihren Nährstoffen, weil sie nach wie vor falsch gelagert, verarbeitet, zubereitet werden. Kopfsalat beispielsweise hat nach zwei Tagen bei Zimmertemperatur nur noch knapp die Hälfte seines ursprünglichen Gehaltes an Vitamin C. Dieser Schwund ist zu vermeiden, wenn in der Küche beim Umgang mit Lebensmitteln gewisse Regeln eingehalten werden:
Frisches Gemüse und Obst nicht auf Vorrat kaufen, sondern es baldmöglich zubereiten. Ist eine Zwischenlagerung nicht zu vermeiden, sollte das im Kühlen und Dunkeln geschehen.
Tiefgefrorene Kost konserviert Nährstoffe erstaunlich gut. Um diesen Vorzug nicht zu verlieren, sollte sie möglichst rasch aufgetaut werden, mit Mikrowellen und nicht im Wasserbad.
Beim Putzen und Schälen nur das Nötigste entfernen, denn die meisten Vitamine sitzen dicht unter der Schale.
Die Lebensmittel im ganzen Stück waschen, zwar gründlich, aber kurz und erst hinterher zerkleinern; sie nicht im

Wasser liegen lassen, weil ihnen sonst alle wasserlöslichen Nährstoffe entzogen werden.

Geschälte Kartoffeln bzw. zerkleinertes Gemüse, die nicht unverzüglich weiterverarbeitet werden, mit einem feuchten Tuch oder mit einer dünnen Folie abdecken, weil sonst Vitamine an der Luft zerstört werden.

Kochen mit wenig Wasser und das Kochwasser verwenden, etwa für die Soße, weil es viel Vitamine und auch Mineralstoffe enthält. Schonender ist Dünsten, Dämpfen, Braten in Folie sowie Zubereiten im Schnellkochtopf.

Fertige Speisen nicht lange warmhalten oder aufwärmen, weil das die letzten Vitamine vernichtet.

Rohkost und Säfte erst unmittelbar vor Verbrauch zubereiten bzw. zum Durchziehen luftdicht abgedeckt in den Kühlschrank stellen.

Zum Abschluß etwas Besonderes, gewissermaßen ein Lekkerbissen der Orthomolekularen Medizin: das »Pep up«-Getränk. Es liefert dem Organismus alle wichtigen Nährstoffe aus einer Quelle. Das Originalrezept dazu stammt von der amerikanischen Ernährungswissenschaftlerin Adelle Davis. Man nehme:

2 Tassen Voll- oder Magermilch,
1/4 bis 1/2 Tasse Hefe,
1/4 bis 1/2 Tasse Milchpulver,
1 Eßlöffel Pflanzenöl,
1/2 Tasse unverdünnten Orangensaft,
1/4 Tasse Joghurt,
1 Eßlöffel Lezithingranulat,
1 Teelöffel Vanille bzw. 1/2 Teelöffel Zimt,
1 1/2 Teelöffel Kalziumlaktat oder 1 Teelöffel Knochenmehl,
etwas Magnesiumcarbonat oder ein anderes Magnesiumsalz.

Zwar werden auch noch 1 bis 2 Eier genannt, aber davon raten wir ab, weil mit ihnen sehr viel Cholesterin zugeführt wird, sowie die Substanz Avidin, die einen Biotin-Mangel begünstigt.

Die Zutaten im Mixer gut miteinander mischen, in ein Glasgefäß geben, mit Milch auf ein Volumen von 1 Liter auffüllen. Im Kühlschrank aufbewahren, zum Frühstück jeweils 1 Tasse »Pep up« trinken. Wer das tut, dem verspricht Adelle Davis eine beträchtliche Besserung des Allgemeinbefindens.

Zum Wohle – auf Ihre Gesundheit!

Gut zu wissen: »Vier Säulen« für zu Hause

Die Vital-Plus-Therapie gewinnt immer größeres Interesse bei all jenen, die zwar gesund bleiben und gesund werden wollen, aber keine Zeit für eine Behandlung im Schwarzwald-Sanatorium Obertal haben. Deshalb besteht die Möglichkeit, die Präparate der Vital-Plus-Therapie in der Apotheke zu kaufen. Das gilt auch für die Arzneimittel Ascorell mit Vitamin C, Tocorell mit Vitamin E, Folarell mit dem Vitamin Folsäure sowie Novirell B, das die sogenannten Nervenvitamine B_1, B_6, B_{12} enthält. Vor der Einnahme sollte sich jedoch jeder stets vom Hausarzt untersuchen lassen. Dazu gehört auch der Laborstatus über die wichtigsten Mineralstoffe, Spurenelemente und das Vitamin D. Anhand der Ergebnisse dieser Untersuchung kann dann die Vital-Plus-Therapie optimal gestaltet werden mit den richtigen Nährstoffen in der richtigen Dosis zur Optimalversorgung des Körpers.

Anhang

Erklärung medizinischer Begriffe

Aminosäuren: Die kleinsten Bausteine, aus denen die großen Moleküle der Peptide und Proteine (siehe: Eiweiß) zusammengesetzt sind. Insgesamt gibt es 24 Aminosäuren. Nur 16 von ihnen kann der Körper selbst aus anderen Substanzen herstellen. Die anderen müssen ihm regelmäßig und ausreichend mit der Nahrung zugeführt werden; das sind die essentiellen Aminosäuren, wobei »essentiell« soviel bedeutet wie »lebensnotwendig, unverzichtbar«. Das Eiweiß aus der Nahrung wird im Darm in Aminosäuren zerlegt, die durch die Darmwand hindurch ins Blut gelangen und mit diesem zu allen Zellen des Körpers. Die beste Quelle dafür ist tierisches Eiweiß aus Fleisch, Milch, Eiern, weil es alle essentiellen Aminosäuren enthält. Bei den Pflanzen ist das nicht gewährleistet. Beispielsweise enthält Mais kaum Lysin und Tryptophan und Soja wenig Methionin. Werden jedoch Mais und Soja bei der Ernährung kombiniert, ergänzen sich deren essentielle Aminosäuren und gleichen Mängel gegenseitig aus.
Eiweiß: Es ist der »Stoff des Lebens«, der in allen Zellen vorhanden und an allen Funktionen im Körper beteiligt ist. Als Erbmaterial in den Zellkernen und als Antikörper des Immunsystems (siehe dort), als Stütz- und Gerüstsubstanz

in Haut, Muskeln, Knochen, um nur einige Beispiele zu nennen. Jeder Eiweißkörper ist aus Aminosäuren (siehe dort) aufgebaut. Je nach Größe werden unterschieden: Oligopeptide aus weniger als zehn Aminosäuren, Polypeptide mit zehn bis 100 Aminosäuren, Proteine aus mehr als 100 Aminosäuren. Weil im Organismus täglich etwa 100 Gramm Eiweißkörper neu gebildet werden, müssen ihm pro Tag etwa 70 Gramm Nahrungseiweiß zugeführt werden (die Differenz von 30 Gramm deckt der Körper, indem er einen Teil der Aminosäuren wiederverwendet).

Elektrolyte: Sammelbegriff für Nährstoffe, die beim Auflösen in der Körperflüssigkeit in Ionen, also in elektrisch geladene Teilchen zerfallen. Zu den positiv geladenen »Kationen« gehören Natrium, Kalium, Kalzium, Magnesium. Die negativ geladenen »Anionen« sind Chlorid, Bikarbonat, Proteine, anorganische Phosphate, Sulfate. Ein Gleichgewicht der Elektrolyte ist lebensnotwendig für die Gesundheit. Um es aufrechtzuerhalten, bedarf es nicht nur der Zufuhr von Mineralstoffen (siehe dort), sondern auch von genügend Wasser. Große Verluste von Körperflüssigkeit, etwa infolge von schweren Durchfällen, müssen deshalb durch Elektrolytlösungen ausgeglichen werden.

Enzyme: Als »Biokatalysatoren« sind sie an nahezu allen chemischen Prozessen im Organismus beteiligt. Sie ermöglichen, erleichtern, beschleunigen Reaktionen, ohne selbst dabei verändert zu werden. Ihr Dabeisein ist jedoch alles, wenn es etwa darum geht, verbrauchte Zellen zu erneuern, Erreger unschädlich zu machen, Wunden zu heilen. Bis heute sind erst 2000 Enzyme bekannt, ihre Gesamtzahl wird auf mehr als 10000 geschätzt. Alle Enzyme sind als Eiweißkörper aus Aminosäuren aufgebaut, viele enthalten zusätzlich ein Vitamin bzw. einen Mineralstoff oder ein Spurenelement. An ihrem Namen sind sie zu erkennen, und zwar an der Endung »-ase«; so ist eine Proteinase ein Enzym, das Eiweißkörper spaltet.

Fette: Sie liefern vor allem die Energie fürs Leben. 1 Gramm Fett enthält 9,3 Kalorien – mehr als doppelt soviel wie Eiweiß und Kohlenhydrate mit jeweils 4,1 Kalorien. Die meisten Körperzellen, ausgenommen rote Blutkörperchen und Gehirnzellen, können Fettsäuren (siehe dort) direkt als Energie nutzen. Zudem ist Fett von großer Bedeutung als Lösungs- und Transportmittel der fettlöslichen Vitamine A, D, E.

Fettsäuren: Die Fette aus der Nahrung werden im Dünndarm zerlegt in Glycerin und in Fettsäuren. Von diesen wiederum gibt es »gesättigte« und »ungesättigte«. Sie tragen diese Bezeichnung danach, ob alle ihre Kohlenstoff-Atome mit Wasserstoff-Atomen verbunden sind (= gesättigt) oder nicht (= einfach ungesättigt bzw. mehrfach ungesättigt). Zu den mehrfach ungesättigten Fettsäuren gehört die Linolsäure; sie ist auch eine essentielle Fettsäure, weil der Körper selbst sie nicht herstellen kann, sondern auf deren Zufuhr angewiesen ist. Der Anteil der Fettsäuren an den Nahrungsmitteln läßt sich nach einer Faustregel bestimmen. Je mehr ungesättigte Fettsäuren, desto flüssiger ist das Fett – etwa Öl aus Lein, Sojabohnen, Sonnenblumen, Maiskeimen und auch Fischöl. Je mehr gesättigte Fettsäuren, desto härter ist das Fett – wie Butter, Talg, Schmalz und auch Kokosfett.

Freie Radikale: Mit der Politik haben sie nichts zu tun, wohl aber viel mit Gesundbleiben und Krankwerden. Es sind biochemische Substanzen, die im Körper eines jeden Menschen anfallen, etwa bei unvollständiger Verbrennung von Sauerstoff, oder ihm von außen zugeführt werden, beispielsweise mit dem Zigarettenrauch. Sie entstehen, wenn Atome oder Moleküle eine chemische

Bindung auflösen und dann ein »ungepaartes Elektron« besitzen, also eines zuviel bzw. zuwenig. Sie versuchen deshalb so rasch wie möglich, dieses Elektron loszuwerden bzw. ein weiteres hinzuzubekommen. Das macht die Freien Radikale zu »hochreaktiven Substanzen«, die sich unverzüglich einen neuen Bindungspartner suchen, um diesem ein Elektron oder ein ganzes Stück zu entreißen. Sie bestehen zwar nur sehr kurze Zeit, können aber großen Schaden an den Zellen anrichten. Folgen dessen sind unter anderem vorzeitiges Altern, Arteriosklerose, Krebs, Störungen des Immunsystems. Eine der Hauptaufgaben der Orthomolekularen Medizin ist es, die Freien Radikale unschädlich zu machen und ihre Folgewirkungen abzuwenden. Zu diesem Zweck werden vor allem die Vitamine C, E, Beta-Carotin sowie das Spurenelement Selen angewendet; sie werden deshalb auch »Radikalefänger« genannt.

Immunsystem: Die Gesamtheit der körpereigenen Abwehrkräfte, die Gefahren aus der Umwelt (Erreger, Schadstoffe) erkennen und ausschalten sowie vor Entartungen im Inneren (Krebszellen) schützen. Um diese Funktionen bestmöglich erfüllen zu können, müssen stets genügend Vitamine, Mineralstoffe, Aminosäuren zur Verfügung stehen. Es gibt eine »unspezifische Immunantwort« von sogenannten Freßzellen, die alles vernichten, was sie als fremd und gefährlich erkennen, sowie eine »spezifische Immunreaktion«, die gezielt gegen Erreger gerichtet ist. Deren wichtigste Bestandteile sind die B-Zellen, die Antikörper produzieren, und T-Lymphozyten, die andere Abwehrzellen sowohl aktivieren als auch unterdrücken. Das »T« bedeutet, daß diese weißen Blutkörperchen von der Thymusdrüse zu einsatzbereiten Immunzellen ausgebildet worden sind. Läßt mit dem Alter diese Funktion der

Thymusdrüse nach, können die Folgen durch eine spezielle Immun-Therapie gemindert werden: Injektionen mit Thymosand, das alle wichtigen Wirkstoffe der Thymusdrüse für das Immunsystem enthält, stärken die Abwehrkräfte.

Mineralstoffe: Sie sind die Zwillinge der Vitamine. Wie diese erfüllen sie eine Vielzahl lebenswichtiger Funktionen und wie diese müssen sie dem Organismus zugeführt werden. Nach Bedarf und Konzentration im Körper wird ein Unterschied gemacht zwischen »Mengenelementen«, die grammweise pro Tag benötigt werden (das sind Natrium, Kalium, Kalzium, Phosphor, Magnesium, Chlor) und den »Spurenelementen«, von denen lediglich Milli- bis Mikrogramm erforderlich sind (wie Chrom, Eisen, Fluor, Jod, Kobalt, Kupfer, Mangan, Selen, Zink).

Nährstoffe: Das sind die in der Nahrung enthaltenen Stoffe, die zur Erhaltung des Lebens erforderlich sind. Zum einen sind es die »energieliefernden Nährstoffe« Eiweiß, Fett, Kohlenhydrate. Die anderen sind die »nichtenergieliefernden Nährstoffe«, zu denen Mineralstoffe, Vitamine, Wasser gehören. Beide wirken im Organismus eng zusammen: Um zugeführte Energie verwerten zu können, sind Vitamine und Mineralstoffe unerläßlich. Die Qualität der Lebensmittel wird auch nach der sogenannten Nährstoffdichte bewertet. Sie errechnet sich aus dem Verhältnis von Nährstoffgehalt zu Kaloriengehalt je 100 Gramm eßbarer Substanz. Das Ergebnis sagt mehr aus über die Bedeutung eines Lebensmittels als Nährstoffquelle als die übliche Inhaltsangabe von Nährstoffen in Gramm. Ein Beispiel dafür mag die Nährstoffdichte vom Vitamin B_2 (= Riboflavin) sein: Rote Beete führt mit 1,1 Milligramm je 1000 Kalorien dem Organismus ebensoviel Riboflavin zu wie ein Rinderfilet mit 1000 Kalorien.

Resorption: Die Aufnahme von Nährstoffen aus Magen und Darm ins Blut; auch Absorption genannt.

Stoffwechsel: Die Gesamtheit der chemischen Umsetzungen im Körper, bei denen aus den Nährstoffen Energie freigesetzt, Betriebsstoffe gewonnen, Körpersubstanzen aufgebaut werden; auch die Ausscheidung der End- und Schlackenprodukte gehört dazu.

Vitamine: Lebensnotwendige Wirkstoffe, deren Fehlen zu Mangelerscheinungen führt und die dem Körper keine Energie zuführen. Nach physikalisch-chemischen Eigenschaften sind sie unterteilt in die »fettlöslichen Vitamine« A, D, E und in die »wasserlöslichen Vitamine«, zu denen alle anderen gehören. Ein Mangel entsteht zumeist an wasserlöslichen Vitaminen, weil der Körper nur sehr geringe Mengen von ihnen speichern kann; der Überschuß von ihnen wird ungenutzt mit dem Urin ausgeschieden. Von den fettlöslichen Vitaminen sowie vom Vitamin B_{12} können relativ große Depots angelegt werden, die über kürzere Mangelzeiten hinweghelfen; allerdings kann zu hohe Zufuhr über längere Zeit zu einer »Hypervitaminose« mit Vergiftungserscheinungen führen. Übrigens: die Vitamine A und D und E können viel besser resorbiert werden, wenn sie zusammen mit Fett aufgenommen werden; deshalb sollten Karotten mit etwas Butter zubereitet werden – allein verzehrt nutzen sie kaum.

Literaturhinweise

Blair, K.A.: »Vitamin supplementation and megadosis«, in: Nurse Pract. 11 (7) 19–26, 31–6/1989 Jul.

Baessler, K.H.: »Megavitamin therapy with pyridoxine«, in: Int. J. Vitam. Nutr. Res. 58 (1) 105–18/1988

Bayer, W. und Schmidt, K.: »Zur biomedizinischen Bedeutung von Zink«, in: Vita Min Spur 3/1988 113–24

Bunker, V.W. et al.: »Metabolic balance studies for zinc and nitrogen in healthy elderly subjects«, in: Hum. Nutr. Clin. Nutr. 36 213–221/1982

Burgerstein, L.: »Heilwirkung von Nährstoffen«, Karl F. Haug Verlag, Heidelberg, 1985

Davis, A.: »Jeder kann gesund sein«, Hörnemann-Verlag, Bonn, 1974

Deutsche Gesellschaft für Ernährung: »Empfehlungen für die Nährstoffzufuhr«, Umschau-Verlag, Frankfurt am Main, 1983

Deutsche Gesellschaft für Ernährung: »Ernährungsbericht 1988«, Eigenverlag, Frankfurt am Main, 1988

Elmadja, I.: »Erkrankungen durch Vitaminmangel«, in: Bach, K.D. et al.: »Pädiatrie in Praxis und Klinik«, Thieme und Fischer, Stuttgart, 1988

Geesing, H.: »Herzfit«, Herbig-Verlag, München, 1989

Gross, R.: »Vitamin C«, in: Deutsches Ärzteblatt 85, Heft 7, 18, Februar 1988 (27)

Hanck, A.: »Spektrum Vitamine«, Aesopus-Verlag, Zug, 1986

Hungerford, C.: »Orthomolecular psychiatry«, in: Med. J. Aug. 142 (1) 77/1985 Jan. 7

Jarvic, W.T.: »Vitamin use and abuse«, in: Bol. Asoc. Med. PR, 77 (4) 168–70/1985 Apr.

Kiefter, I.: »Die Bedeutung der Spurenelemente für die Immunologie«, in: Ärzte-Zeitung vom 17. November 1988

Kruse-Jarres, J.D.: »Mehr Gespür für Spurenelemente«, in: Therapiewoche 39, 23 (1989)

Kübler, W.: »Biochemische Zellschutz-Funktionen der Antioxidativen Vitamine«, in: Dialog Ernährung & Vitamine, Juni 1988

Matusczyk, H.: »Magnesium in der Therapie«, in: die heilkunst, Heft 11, November 1983

McBean, L.D. et al.: »A recognition of interrelationship of calcium with various dietary components«, in: Am. J. Clin. Nurs. 27, 603–609/1974

Pauling, L.: »Vitamin C and the Common Cold«, W.H. Freeman and Company. San Francisco, 1970

Reuter, H.D.: »Vitamin D – die aktiven Metaboliten wirken wie Hormone«, in: Ärzte-Zeitung vom 16. März 1990

Rilling, S.: »Zur Synopsis der Blutmineralien«, Sonderdruck aus: Erfahrungsheilkunde, Band 24, Hefte 4 und 7, 1975

Schietzsch, L.: »Germanium«, in: Naturheilpraxis, Heft 8, August 1989

Schmidt, K.H.: »Immunmonitoring and additive immuntherapie«, V. Dostal, Hippokrates-Verlag, Stuttgart

Schmidt, K. und Bayer, W.: »Mineralstoffwechsel bei Tumorpatienten«, Verlag für Medizin, Heidelberg, 1984

–: »Mineralstoffwechsel und rheumatischer Formenkreis«, Verlag für Medizin, Heidelberg, 1986

–: »Mineralstoffwechsel und Abwehrsystem«, Verlag für Medizin, Heidelberg, 1982

Schrauzer, G.N.: »Selen – essentielles Spurenelement und Krebsschutzfaktor«, in: Münchner Medizinische Wochenschrift 127 (1985), Nr. 29/30

Schuitemaker, G.E.: »Orthomolekulare Ernährungsstoffe«, Verlag für Orthomolekulare Medizin, Freiburg im Breisgau, 1986

Staehelin, H.B.: »Krebs und Vitamine«, in: Theor. Umsch. 43 (10), 771–8/ 1986 Oct.

Temple, H.J. und Basen, T.K.: »Prävention von Carcinomerkrankungen durch Beta-Karotin!«, in: Vita Min Spur 3/1988, 103–112

Wurl, M.: »Sauerstoffradikale im menschlichen Körper«, in: Rheuma – Schmerz & Entzündung, 8 (1988) 4

Stichwortregister

Akne 110, 140
Alkohol 17, 38, 164
Allergie 52, 74, 132
Altersflecken 23, 147
Amalgam 106, 137
Aminosäuren 19, 119, 183
Anämie 43, 90, 93, 99
Anti-Baby-Pille 113, 138, 165
Arteriosklerose 39, 46, 58, 78, 87, 104, 117

Beta-Carotin 28
Bioflavonoide 46
Biotin 45, 169
Bluthochdruck 69, 73, 82, 115, 166

Chlor 81
Cholesterin 51, 58, 78, 88, 117
Cholin 46
Chrom 86

Darmerkrankungen 55, 74, 160
Depression 94, 139, 153
Durchblutungsstörungen 39, 60

Eisen 53, 63, 167
Enzyme 20, 184
Erkältung 12, 33, 50, 168
Ernährung 13, 177

Fall: W.S. Muskel- und Gelenkschmerzen 128
Fall: D.G., Haarausfall und Hautveränderungen 129
Fall: W.B., Herzrhythmusstörungen 131
Fall: V.G., Allergie 132
Fall: S.G., Erschöpfung und Sehstörungen 134
Fall: A.D., Psychische Störungen 136
Fall: C.R., Amalgam-Schädigung 137
Fall: H.G., Depression 138
Fall: M.H., Neurodermitis 139
Fall: K.H., Akne 141
Fall: J.B., Osteoporose 142
Fall: M.W., Rheumatoide Arthritis 145
Fall: D.R., Kreuzschmerzen 146
Fall: S.R., Migräne 147
Fall: H.K., Ruhelose Füße 148
Fall: P.Q., Gicht 150
Fall: E.M., Untergewicht 151
Fall: R.C., Störungen im Stoffwechsel 153
Fall: R.V., Diabetes mellitus 155
Fall: W.L., Diabetes mellitus mit Komplikationen 157
Fall: Z.U., Kalium-Mangel 158
Fall: K.J., Chronische Darmentzündung 160
Fettsäuren 19, 115, 185
Fingernägel 169
Fluoride 65
Folsäure 44
Freie Radikale 22, 48, 91, 185

Germanium 89
Gicht 98, 150

Haut 40, 100, 110, 118
Herzkrankheiten 47, 59, 71, 75, 103
Hormone 63, 85, 100

Immunsystem 24, 50, 65, 95, 102, 110, 186
Inosit 46

Jod 14, 68

Kalium 69, 132, 159
Kalzium 71
Knochen 53, 73, 93, 96
Kobalt 90
Krebs 11, 49, 62, 95, 104, 170
Kreuzschmerzen 146
Kupfer 91, 136

Lebererkrankungen 36, 40, 46 52
Lithium 94

Magnesium 75
Mangan 96
Menstruationsstörungen 41, 80
Migräne 42, 79
Molybdän 98

Natrium 70, 81
Nervenstörungen 43, 71, 81
Neurodermitis 118, 139
Nickel 99
Nierensteine 43, 53, 80

Orthomolekulare Medizin 9, 27, 123, 163
Osteoporose 66, 73, 85, 141, 171

PABA 47
Pauling, Linus 9
Phosphor 84
Polyneuropathie 34, 157

Rauchen 17, 52, 172
Rheuma 36, 61, 91, 143
Ruhelose Füße 64, 148

Selen 14, 101, 137
Schlafstörungen 64, 72, 79, 172
Schmerzen 35
Schuppenflechte 56, 115

Schwefel 100
Silizium 107
Streß 18, 40, 174

Thymusdrüse 24, 111
Thymosand 24, 111, 124, 187

Übergewicht 144, 153
Umwelt-Schadstoffe 18, 52, 74, 106, 174
Unfruchtbarkeit 45, 62, 113

Vanadium 109
Verstopfung 101, 158
Vital-Plus-Therapie 123
Vitamin A 31
Vitamin-B-Komplex 34
Vitamin B_1 (= Thiamin) 36
Vitamin B_2 (= Riboflavin) 38
Vitamin B_3 (= Nikotinamid) 39
Vitamin B_5 (= Pantothensäure) 40
Vitamin B_6 (= Pyridoxin) 18, 41
Vitamin B_{12} (= Cyanocobalamin) 43
Vitamin B_{15} (= Pangamsäure) 47
Vitamin C 11, 24, 47, 128, 167, 169, 175
Vitamin D 53
Vitamin E 57, 175
Verhaltensstörungen 36, 84, 85, 94, 176

Wadenkrämpfe 79
Wasser 77, 121, 159
Wasser-Enthärtung 16, 94, 130

Zähne 51, 65, 72, 137, 170, 177
Zink 24, 110, 140
Zinn 114
Zuckerkrankheit 80, 86, 109, 155, 157